U0303797

十招远离抑郁

〔美〕玛格丽特·韦伦贝格　著

喻芸　译

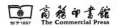

商务印书馆
The Commercial Press

Margaret Wehrenberg

The 10 Best - Ever Depression Management Techniques

Original work copyright © W. W. Norton & Company

Published by W. W. Norton & Company

图书在版编目(CIP)数据

十招远离抑郁/(美)韦伦贝格著;喻芸译.—北京:商务印书馆,2013(2022.7 重印)

ISBN 978 - 7 - 100 - 09673 - 7

Ⅰ.①十… Ⅱ.①韦…②喻… Ⅲ.①抑郁症—防治 Ⅳ.①R749.4

中国版本图书馆 CIP 数据核字(2012)第 303011 号

十招远离抑郁

〔美〕玛格丽特·韦伦贝格 著

喻芸 译

商 务 印 书 馆 出 版

(北京王府井大街 36 号 邮政编码 100710)

商 务 印 书 馆 发 行

北 京 冠 中 印 刷 厂 印 刷

ISBN 978 - 7 - 100 - 09673 - 7

2013 年 12 月第 1 版　　　　开本 880×1230 1/32
2022 年 7 月北京第 2 次印刷　　印张 10⅜
定价:52.00 元

献给埃莉和哈尔，
我的生命中有了你们，快乐变得很容易

目　录

致　谢

　　如果让我将所有对这本书的写作有所帮助的人的名单写下来，我想从这些年一直在我这里接受治疗的病人开始。他们艰苦的努力、他们的诚实以及他们的开放率直都让作为治疗师的我受益匪浅。我感谢他们，感谢他们中的每一个，也感谢所有的人，感谢他们和我一起努力。

　　我想感谢在我写作过程中跟我讨论其中部分内容的人，尤其是香农·M.伯恩斯博士（Dr. Shannon M. Burns）、赛亚德博士（Dr. Syed）以及法蒂玛·阿里（Fatima Ali）。

　　我还想感谢我的编辑们。安德烈娅·科斯特拉（Andrea Costella）是我写作过程中概念与各个阶段发展的指导。她的智慧与耐心让她的建议是如此易于接受。而且她总是对的！

　　要向我的文字编辑凯茜·鲁布尔（Casey Ruble）特别说一声"谢谢"。她似乎有着第六感，总是能听见我想说什么，而且总是能准确地表达出来。她对本书结构的想法及内容的建议在组织材料成形的过程中起到了不可估量的作用。

　　还有，就像以往一样，我想感谢我那一大家子，感谢他们对我一如既往的支持和鼓励：玛吉·泊金（Marge Polzin）（还有离我们而去的爸爸）、帕特和麦伦·舒马赫（Pat & Myron Schumacher）、马克和珍妮·泊金（Mark & Jeanne Polzin）、玛丽·泊金（Mary Polzin）、杰丽和休·洛尔（Jerry & Sue Lohr）、汤姆和琳达·泊金（Tom & Linda Polzin）、珍妮特·克劳德（Janet Crowder）、比尔和苏·泊金（Bill & Su Polzin）以及凯蒂和迪克·戴特（Katy & Dick Deitte）。我还要感谢韦斯·普罗非（Wes Proffer），我刚刚出生的孙子马克思（Max），还有我所有超棒的侄子和侄女以及他们的孩子们，你们给我带来如此多的慰藉和快乐。你们在我生命中不可或缺。感谢你们。

前　言

我们能对抑郁的大脑做些什么

　　虽然抑郁症是一个常见的心理问题，也是人生中导致失能的主要原因，但要了解它的病因和治疗方法却并非易事。这并不奇怪，只要看看抑郁症所表现出来的各种五花八门的症状就能略知一二。在《精神疾病诊断与统计手册，第四版，文本修订》（DSM-IV-TR，美国精神医学会，2000）看来，抑郁病人所表现出来的各种症状可列举如下：

- 对原本有趣的事物提不起兴趣，或感觉不到快乐；
- 精力不能集中（精力不好）；
- 没有食欲，睡眠困难或性欲低下等植物性症状；
- 消极情绪（绝望及无助感）；
- 反刍；
- 自杀倾向。

此外，医生们对抑郁症进行分类时将它们分为轻微型和严重型、反复发作型和单次发作型、有无精神病等——分类方式多种多样，这些病症还未包括两极型忧郁症，即在抑郁和狂躁两种状态间来回往复的一种抑郁症。

抑郁症影响了很多人的生活，在病人生命过程中带来的障碍和痛苦造成的花费是巨大的。美国国家精神卫生研究所（NIMH；2008）提供了一系列关于受抑郁症困扰的人群的数字：

- 约 2,090 万美国成年人（占人群总数的 9.5%）遭受某种抑郁症的困扰；
- 大部分抑郁问题体现为复发性的慢性疾病，通常发作两次或两次以上，每次发作持续时间两年或两年以上；
- 15 至 44 岁的人群中，严重的抑郁问题是导致失能的首要原因；
- 世界范围内，抑郁症是目前第四大导致失能的疾病，据世界卫生组织预测，2020 年抑郁症将成为第二大导致失能的疾病；
- 大约 10% 的男性和 20% 的女性会在生命当中遭遇抑郁症；
- 在任意一个年度，18 岁以上的美国人中大约 1.5% 的人口受到恶劣心境障碍（一种类似持续负面情绪的低级抑郁症）的影响，换算后这个数字为 330 万成年人。

为抑郁症花费的费用绝不是个小数目：2000 年全美预计为抑郁症花费 830 亿美元，其中 260 亿美元为用于直接治疗的费用，剩下的 570 亿美元是由于缺勤、工作效率低下造成损失的价值以及自杀造成的死亡导致一生中所能创造价值的损失。美国国家精神卫生研究所称："抑郁症病人比很多身患其他普通疾病的人在工作上、社交中和家庭里受到的待遇更差。"（NIMH；2006，第二段）

抑郁症通常被看作普通的心理疾病，因为大部分医生，不管他们出自哪种专业，都认为抑郁症是可以治愈的。面临着如此千差万别的症状和病因，医生们要想尝试何种治疗方法及从何入手帮助病人战胜抑郁症，需要付出何其巨大的努力！这本书的目的在于介绍大脑的内在运行方式与抑郁症的关系，从而阐明如何能更有效地控制抑郁症的症状。通过介绍我认为的十大战胜抑郁症的最佳方法，来分析怎样控制抑郁症在生理、认知和行为方面的结果，改变我们的大脑，使之以健康的方式进行思考。

抑郁症的类型及其症状

一个人患上抑郁症的原因是多种多样的。神经生理学对抑郁症的研究越来越清楚地表明："抑郁症代表着一系列相互联系却又截然不同的状况。"（Shelton, 2007, P1）有的人罹患抑郁症，可能是因为他们对这种疾病的免疫力较弱；也可能因为他们童年遭受到虐待或忽视，破坏了大脑功能的发育，影响了他们处理生活中挑战的能力；还有可能是遭受心理创伤、长期的非创伤性慢性压力的结果。这些不一而足的病因造成了抑郁症表象、严重程度、发展过程及治疗方法的不同。

在医疗室工作的经历让我注意到，由于诱发病因的不同，遭受抑郁症折磨的病人也有着显著的区别。

- 遭受重创、尤其是早年遭遇不幸而引发抑郁症的病人，会出现强烈的症状，尤其容易深陷绝望和无望中。

- 由于长期压力引发的抑郁症，则需要将压力的源头解除才能改善抑郁症状。我经常看到这类病人在试图改变自己时筋疲力尽，不愿与人交往。

- 有些描述自己感觉到抑郁的病人，他们很多时候没有经历过创伤，也没有被忽视的经历（内源性抑郁症），这类病人的问题是对康复没有什么动力，很难从生活中获得成就感和快乐。

- 源自创伤痛苦的抑郁症需要消除创伤记忆，但在康复治疗时，需要注意他们的无助和喜欢反刍创伤的特性。

上述抑郁症的病因都有生理上、精神上和行为上的表现，都可以用书中介绍的方法来进行治疗。这些方法的目的是提高体力和精力，改变大脑的消极性，强化增强精力和积极性的行为。抑郁症的症状以及对应的治疗方法包括以下几种。

- **精神和体力低下。**疲倦是抑郁症的典型症状。患有抑郁症的人总是觉得缺少体力。能使其他人精力充沛的体力运动对他们却没什么效果，他们比其他人有更多病痛。这些症状可以用"从当下开始行动"和"活动你的能量"这两种方法。

- 抑郁的行为。长期的压力会导致精力耗尽，筋疲力尽的抑郁症患者会出现强迫性活动，伴随着心力交瘁和不愿与人接触等症状。而由于早期遭遇不幸而引起的抑郁症，在被绝望击垮后，会出现自残行为。"给过度疲劳降降温"和"防止破坏性行为"在这些情况下有用。

- 抑郁的思维。反刍、刻板和消极总是在抑郁症患者的思维中如影随形。这些病人不仅需要打断消极的思维，而且需要发展积极思维的大脑回路，寻求灵活的问题解决方式。能够起到作用的方法包括"拓宽你的视角"、"增强灵活性"和"学会充实地生活"。

这些方面的病症都是大脑不同区域活动的结果。当大脑某些方面运转不畅时，会在人的感觉、思维和行动中有所体现。所有在生理、心理和行为方面的症状都可以通过用大脑改变大脑的方法进行控制。之所以称本书介绍的方法为"最好的"，是因为医生们在实践中证明了它们在阻止消极思维、增强平衡和提高积极情绪方面是最有效的方法。随着脑成像研究的发展，我们越来越多地了解到，坚持用控制抑郁的方法可以激发和提高抑郁病人大脑的情绪。如果知道用何种方法、怎样使它们达到真正的效果，我们就能得到一个积极的、灵活的大脑。

孤军奋战还是求助于治疗师

这些方法都很简单易行，是经过检验证明可以减轻抑郁症症状的、可用于控制病情的方法。任何人都可以使用这些方法。但是，如果遇到严重的或复发型的抑郁症，这些方法并不能取代心理治疗。对创伤引起的抑郁症，除非创伤源头被移除，否则这些方法也不会有好的效果。这些方法同样不能代替复杂的精神疾病所需的长期治疗。

对于一个患有抑郁症的病人，因为没有精力，靠自己战胜病魔是件很艰难的事情。如果和一个性格好、合得来的治疗师一起努力，可以得到更好的治疗效果（Hardy, Cahill, Shapiro, Barkham, Rees, & Macaskill, 2001）。可以从寻找支撑自己的动力开始，由于精力所限，这个过程可能进展缓慢。但治疗师的密切关注和不断评估会逐渐增强这种动力。

治疗师的支持、鼓励和指导，可以帮助我们学会怎样应用这些方法，而作为我们需要的外部支撑，治疗师会有助于我们坚持下去，直到这些方法起作用。因此，找一个懂得如何治疗抑郁症的心理治疗师，让他评估和支持治疗过程，对于大部分人来说，是最明智的选择。

从抵抗抑郁的最佳十招中能学到什么

不幸的是，在患重度抑郁症的人当中，只有不足一半被认为得了抑郁症。在被诊断出得了抑郁症的人当中，又只有一半能得到治疗。而那些得到治疗的人当中，只有大约 1/3 的人的所有症状都能得到缓解（Nemeroff, 2004）。男性尤其不愿意接受治疗，因为承认自己得了抑郁症无异于承认自己无能（Real, 1997）。他们不承认自己在遭受痛苦，以至于病情变得非常严重，最后对生活造成不必要的毁灭性的灾难。

此外，抑郁症的症状本身也会阻碍治疗。疲惫、绝望、悲观、坏的思维习惯、强化抑郁的生活方式，以及顽固的消极情绪都影响介入治疗的效果。"我知道如果我练习我会感觉更好，但我实在太累了。""如果我的家人感谢我为他们付出的努力，我就会好多了。没人帮我，我怎能感觉好呢？""我希望我的生活有目标，但我想不出来我能做出什么有用的事。"抑郁症病人表达出这样的看法时，如果通过治疗让他们的行为、态度或思维朝着正确的方向改变，就会大有益处。对抑郁症状的治疗就是要使患者从疲惫中振作起来开始行动，控制认知习惯，灌输希望，改变生活方式，减少消极情绪。这些光靠他们自己是很难做到的。

治疗方法选择之多，既让人高兴又让人感到迷惑。在互联网上一搜索就能发现，服用药物是首选，但认知行为治疗（CBT）的长期疗效却更好。对药物和认知行为治疗的综合作用进行的研究发现，药物加上认知行为治疗，开始时效果明显，12周左右病人感觉很好，但从长远来看，很多人仅进行认知行为治疗而不服用药物也能取得很好的治疗效果（Perlis, et al.,2002）。这些证据进一步证明，建立积极的大脑回路有助于平衡及抵消反刍的、消极的思维，因此强化平静、灵性和积极情感的方法很有价值。书中介绍的方法并没有对如何应用进行严格的规定，治疗师可以根据自己的特点进行调整，但所有这些方法在康复过程中都很有帮助，所以使用这些方法的顺序取决于你想最先消除哪个症状。

不管遭受抑郁症之苦的病人，还是与抑郁症患者一起努力的治疗师，都可以使用本书中的材料。我在撰写过程中尽量避免使用专业术语，以便所有人都能从书中受益。这本书从大脑怎样工作和药物对此有何影响开始讲起，即书中的第一和第二章。第一章，大脑是如何让人变得抑郁的，讲述了大脑的基本知识。只有了解了抑郁的大脑到底在发生着什么，才能理解为什么书中介绍的技巧和方法可以用于改变抑郁症在生理、行为和精神方面的症状。

第二章，用药物来控制抑郁的大脑，讨论了精神药物对抑郁症的治疗效果。药物非常有用，在某些情况下甚至必须使用药物。药物可以减轻呆滞的症状，消除焦躁不安，从而增强日常活动中的成就感，使病人从中获得更多快乐。

第三章，找到病症的触发因素，用新的反应去应对，描述了四种不同的病因，分析了它们是如何成为抑郁症的激发点的。

第四、五、六章主要集中讨论如何使倦怠、没有动力的身体和低落的情绪振作起来。如果一个人感觉很倦怠，对生活了无兴趣，就可以直接从改善动力水平和情绪低落的治疗开始。"从当下开始行动"和"活动你的能量"可以帮助那些病情较重的病人。你可能会惊奇地看到，一点小小的改变就会改善能量的流动，增强你的能力，让你可以尝试做更多。"给过度疲劳降降温"专门针对大脑仍然活跃的抑郁症病人，他们已经显现出由于过度工作而使得体力、精神与情感耗尽的迹象。

当人们看不到对他们有价值的东西——与他人的联系，过着与他们价值观一致的和谐生活，或与一件比他们自己更大的事物的联系——就会感觉得不到支持和鼓励，变得孤独，感觉很失落。在对付痛苦或空虚的时候，他们可能会采取对自己或他人的破坏性行为。要平衡抑郁情绪向下的、消极的吸引力，方法是鼓励与他人或与比自己更大的事物建立联系，消除使人们变得孤独的源头。"告别孤独"、"平衡你的生活"和"防止破坏性行为"即第七、八、九章对这些方法有详细介绍。

患有抑郁症的人们思想和行为都比较死板，在他们狭隘而又消极的观点看来，生活中的困难常常找不到出路。第十、十一章谈到的"拓宽你的视角"和"增强灵活性"为打破有害的模式提供了方法，拓展了人们的思维和行为模式。这些方法重点介绍了怎样学会利用快乐、高兴及其他积极的情感。积极的情感能改变大脑，使之在解决生活中的问题时产生更多灵活、有创意和乐观的解决方式。

最后一章讲的是"学会充实地生活"。从抑郁症中真正康复并不只是"击退"症状，而是对我们在世界上的存在方式的最根本的改变。这一章讨论了人们要学会怎样去拥抱生活，接受生活的起起伏伏，而不是对生活充满恐惧、防御和消极情绪。

这十种方法中，每种都涉及很多不同的技巧来达到我们想要的目标，而书中的真实的例子都是以人们真实的经历为原型、经过整合而来的，并不是我治疗过的某个病人单个的例子。这些病例显示了书中方法的效果，介绍了人们使用它们的独特方法。尽管很多读者想要应用书中所有的方法，但最好是从症状最严重的那种开始。应用这十种方法治疗抑郁症时，并没有最好的顺序。从最适合你、最有效的方法开始吧。

第一章

大脑是如何让人变得抑郁的

关于大脑是如何工作的，我们知道得并不多，用尽一辈子去了解也还不够。但是目前为止我们知道，人体的每一项功能，不管是我们的一个想法还是感觉到的一种情绪，都是大脑活动的结果。作为人体的一个器官，大脑不断与身体机能的各个方面相互作用。

大脑与思维是不同的。思维是大脑与身体的交流——是超出物理过程的信息与能量的流动（Siegel，2007）。然而，本章在讨论抑郁症的生理、情绪和行为方面的结果即我们所说的抑郁症的各种症状时，我们将把大脑的各个部分分开讨论，好像这些问题是大脑的各部分单独引发的一样。在我们了解大脑时，把它的各部分当成独立的功能区会让人更加容易理解，虽然这样未免将问题过于简单化。以此为基础我们会了解大脑这些功能区出现问题时如何引发抑郁症的各种症状。

要了解抑郁症的发展过程，需要记住我们的思维是每个人的生理机能和各自积累下来的生活经历的独特结果，共同塑造了我们的意识、对事物的理解以及对新事物的整合。例如，信息通过心脏、肠道和皮肤这个巨大的器官传导到大脑，携带着关于正在发生什么，是否积极、紧急或有挑战性等关键信息。在与过去的经验（存贮为有意识的和无意识的记忆）进行流畅地整合时，大脑形成反应。这是一个过程——即思维在某个时刻持续不断地融合新刺激并做出回应的过程。比如设想自己走在街上，忽然闻到一股刺鼻的酸腐臭味。如果你从未闻到过这种气味，你会好奇，很谨慎地想这种味道一定不是什么好事。你会判断周围的环境是否有危险。但如果你有身处火灾现场的经历，不管那是多久以前的事，就在一眨眼之间，你会心跳加速，呼吸急促，你的身体会做出拔腿就跑的姿势。为什么会这样呢？因为曾经的经历使得你将这种气味理解为紧急的危险状况的信号。

神经生物学角度的抑郁症

我们怎样看待大脑的活动呢？我们可以通过思想、感觉和行为去了解大脑。人们可能试图简单地将抑郁症归结为生理问题引起的，或是由人们过去经历过的事情引起的。抑郁症确实有生理基础，但生理总是被生活经历所影响。因为有大脑的活动，生活的经历被我们感知到，我们对生活经历做出反应并将它记住。大脑、身体和经验总在不断地互相作用，与我们身体的各部分之间相互交流。

当然，也可以从大脑结构和功能的角度去讨论抑郁症的引发因素，这些知识影响着抑郁症的心理治疗方法。我们这些年使用的方法是很有效的，了解了大脑的功能，我们就知道这些方法为什么有效。我们更进一步地了解到，在什么时候、怎样使用这些方法可以帮助我们用大脑来改变大脑。我们也知道，在治疗抑郁症的深层次病因或其他精神问题的心理治疗还未结束的情况下，怎样减轻抑郁症的病情。

这十种控制抑郁症的好方法可以用来减轻或消除抑郁症带来的最常见的问题：如身体和精神上的倦怠、反刍、绝望或无助的想法、自残或引起长期压力的行为。这些方法以我们对大脑功能的了解为基础，从大脑功能障碍的角度分析如何引起抑郁症的症状，以及怎样培养健康的大脑行为。即便你不了解背后的原理，你也能成功地运用这些方法，因此如果你想跳过这一章，先去读关于方法的那些章节，也不要觉得不妥。而那些想要多了解改变的过程是如何发生的，那就接着往下读吧。

神经元，神经递质，大脑里的交流系统

我们的大脑是一个由大脑细胞即"神经元"组成的复杂网络。总共有 100 亿个神经元，每个神经元与大约 1 万个其他的神经元联结在一起。这些神经细胞如何联结并组成网络的，可能性是无穷无尽的。那些交流网络控制着人体的一切活动。如果大脑死亡，

即便身体器官仍然健康，机体也会停止工作。就像身体器官出现问题时我们会觉得不舒服一样，大脑功能出现异常我们的思想和情绪也会出现问题。

大脑是怎样交流的？

所有这 100 亿个神经元要相互交流才能产生思想、行为和情绪（它们还能完成很多其他任务，这里不作赘述）。因此，它们是怎样做到的呢？神经元之间的交流是通过在脑细胞间隙里来回传送信使来进行的，脑细胞的间隙被称为"神经突触"。大脑的这些信使被称作"神经递质"，不同的信息由不同的递质传递。接下来会对此进行具体描述。

每个信息都需要被接收到。信息的意义及其影响大脑功能的方式取决于信息是在何处接收到的。信息的意义是什么，取决于大脑的哪个部分在解读它。拿电子邮件打个比方。设想你有一封来自老板的电子邮件，要求加班完成一个项目。如果你把邮件转发给同事，并在邮件上加上自己的评论，表示老板的要求让你很累，你可能会收到同事安慰的回复。但如果你不小心按了"回复"键，而不是"转发"，你会非常担心老板读到你的评论时将怎么反应。如果你按"回复所有人"给你团队中的所有人，你会收到各种不同的回复，其中有些会迷惑不解，有些漠不关心。或者，如果你把邮件放入"以后发送"的文件夹里，就什么也不会发生。同样的信息，不同的结果，取决于接收者的动作。

　　神经递质的工作原理在一定程度上与此相同。以多巴胺为例。多巴胺是一种神经递质，被大脑的某个区域接收到会让人产生"我感觉很好"的反应。但如果这种递质被主管思考的大脑接收到，它会有助于人们集中注意力。被另一部分大脑接收到时，它让人们有流畅的运动功能。（得帕金森症的病人就缺少多巴胺。）如果你大脑内的多巴胺不够，就会对事物失去兴趣，提不起精神，难以集中注意力。由此可以看出，多巴胺分泌的多少以及被大脑的哪部分接收到会产生不一样的结果。

　　让我们看一下图 1.1，对神经递质如何穿过一个细胞突触（突触前神经元）到达另一个突触（突触后神经元）的过程进行一下直观的了解。当一个神经元向神经突触释放递质时，将会发生三种情况：

- 神经递质会被另一个神经元接收到，神经元接收神经递质的部分叫"受体"。这些受体随时准备接收某种独特的神经递质。
- 神经递质可以被清理干净，以便新的神经递质出现。
- 释放神经递质的神经细胞可以将神经递质吸回，"回吸"是大部分抗抑郁药物要对付的神经元的功能。（SSRI 指的是"选择性血清素再吸收抑制剂"。）通过阻止回吸，选择性血清素再吸收抑制剂类抗抑郁药物促使神经细胞增强神经递质的分泌。

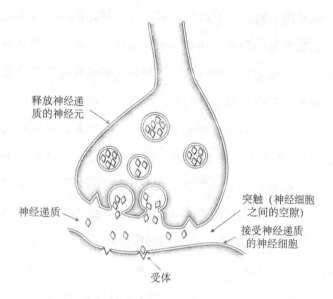

释放神经递
质的神经元

神经递质

突触（神经细胞
之间的空隙）

接受神经递质
的神经细胞

受体

图1.1 神经递质用菱形表示，从一个神经元里释放出来，
通过神经突触，进入到另一个神经细胞

资料来源：韦伦贝格（2008）。

如果发生下列情况，神经递质的传输就出现了问题：

- 神经递质的联系太少，没有足够的神经递质来达到好的效
  果。

- 神经递质的联系太多，大脑过于活跃。比如压力过大，
  神经递质就会大量出现，使得每件事都让人觉得难以招
  架。

- 由某种神经递质供应不足引起的递质失衡。抑郁症的一个
  理论认为，血清素供应不足时，去甲肾上腺素就会增加以
  刺激血清素的分泌。如果去甲肾上腺素增多，人们就会出

现焦躁不安、心情不好以及其他症状。

接收信息

即便神经递质的数量和传导过程都正常，如果在接收的末端出现问题，抑郁症也会发生。就像收音机要调好频道才能接收到信号一样，神经细胞也需要准备好去接收神经递质。接收末端出现的问题可能是健康问题引起的，如甲状腺功能紊乱、睾酮水平低、雌性激素和黄体酮不稳定等激素问题。尤其是长期的压力会使大脑的某些部分变得敏感，因此容易对一些信息过度反应，从而感到比实际状况更大的压力。

我们知道在我们的周围有着无线电波和手机信号，但我们需要把设备调试好才能明白这些信息的含义。一旦设备接收到信号，就要将这些信号翻译出来并将信息发布出去。在美国，当我们把模拟信号转换为数字电视，看电视时就需要正确的接收器来接收信号，否则屏幕上没有声音和图像。同样，如果我们的大脑要从神经递质中准确地接收信息，就需要调整到正确的频道。

大脑不同的区域负责接收信息、发送信息、解读信息以及对接收到的信息产生反应。大脑接收信息、传递信息，将能够构成一幅完整画面的信号进行整合和释义，当新信息到来时产生一个新的反应。大脑的不同区域有不同的功能，但就像用手机打电话一样，手机需要接收信号、翻译信号，然后将我们说的话传输回去才能构成一个完整的过程，大脑也需要各个功能区域顺利运行，才能清楚地接收和发送信息。

神经网络

在讨论抑郁症的症状和康复时，神经细胞网络是个至关重要的概念。有一句广为熟知的话叫"同步发射的神经元会形成紧密的联结"［来自唐纳德·赫布（Donald Hebb）］，指的是同一个经验涉及的感情、思想和身体感觉都被记录在有关这个经验的记忆里。整个记忆事件所包含的思维、感情和身体感受，唤醒其中的任何一部分都能够唤醒其他部分。经历的各个方面联系在一起，下一次使用时就很方便。

不仅神经元相互促进形成联结，我们有过的经历也能刺激大脑的成长。当脑细胞发射时，发射的活动使得执行发射的细胞生长，大脑中被牵涉的部分血管扩张，所以在那个部位会生长出新的细胞，建立起新的联结（Siegel，2007）。抑郁症的一个重要病因是先前的经验影响到理解新经验的方式。先前的经验像一个过滤器。透过先前经验这面镜子，我们看到现在正在发生什么，新经验一出现就立刻唤醒旧的记忆。如果过去的经验曾有过失望、悲伤或无助，在看待类似的新经验时，也会给新经验加上同样的感情色彩，这种大脑功能和神经系统的高效导致抑郁症的产生。甚至不好的心情本身也会唤起相似的悲伤心情的记忆，让人回想起当时的情况（Williams, Teasdale, Segal, & Kabat-Zinn, 2007）。想想看，在你的爱人或孩子让你不高兴时，你是多么容易联想到这个人曾经多少次惹你生气。

是神经系统把你变成这样的！

平衡很重要

大脑喜欢所有的东西保持平衡。大脑管理着身体里发生的一切，尽量使我们的身体保持平衡。想一想锻炼身体时会发生什么。对氧气的需要增加，当你缺氧时，呼吸加快，心跳加速将氧气输送到全身。你也可以刻意地控制呼吸，可以运气，像我们在练武术、举重或唱歌一样。但只要不去有意识地控制，我们的大脑就会让我们得到足够的氧气。

同样，我们的大脑，通过反馈回路来了解神经递质的工作状况，也让神经递质保持平衡。正如缺氧会引起呼吸不畅或头晕，神经递质的不足或过多都会引起情绪、行为或思维上的问题。一旦出现失衡，大脑会自发活动来维持平衡，这个过程叫作"体内平衡"。

本书介绍的方法能帮助大脑维持平衡。当平衡遭到破坏时，身体会变得不舒服，吃不香，睡不好，压力太大。身体出了问题，就需要做些调整，改变饮食，改善睡眠，改变生活方式——或者，寻求药物治疗。

几种神经递质及它们的活动

跟抑郁症最相关的几种神经递质如下：

- 谷氨酸
- 伽马氨基丁酸

- 血清素
- 去甲肾上腺素
- 多巴胺

下面简单介绍一下各种神经递质的作用：

- 谷氨酸。谷氨酸可以看作大脑里的"发射"信号。谷氨酸发出信号（或刺激）让神经元发射，也就是说，让神经元释放神经递质。谷氨酸分布在大脑的各个地方，因为所有的神经元都需要谷氨酸"发射"的命令。当人们处于压力之下，谷氨酸频频发出"发射"信号，这就是为什么长期的压力会引起抑郁症，因为脑细胞过于兴奋，最终造成了伤害。谷氨酸和伽马氨基丁酸一起起作用，保持平衡。

- 伽马氨基丁酸。每一个"发射"的信号都需要"停"的信号。伽马氨基丁酸就是"停"的信号。它使神经元发射的动作慢慢地停下来。伽马氨基丁酸也分布在大脑的各个部位。如果伽马氨基丁酸不能被有效地接收，或某个区域谷氨酸过多，它们之间的平衡遭到破坏，就会出现焦躁不安和反刍（反反复复地回想一些消极的事情），这是抑郁症两个主要的症状。

- 血清素。跟谷氨酸和伽马氨基丁酸比较起来，血清素的数目要少很多，血清素也把自己的神经递质存放在大脑的各个区域，因此有多种不同的作用。血清素影响着我们的心情、食欲、睡眠、性欲和神经功能，如冲动控制、感觉接收、压力反应、疼痛反应、感知和记忆。血清素也让我们产生满意的感觉。由此可以看出，如果血清素耗尽，或者没能被很好地接收，会出现抑郁症的多种问题。

- 去甲肾上腺素。如果我们大脑里有只能量兔，去甲肾上腺素就是那只能量兔。去甲肾上腺素让我们无论精神还是体力都保持清醒和精力充沛。让血压保持平衡，当我们处于压力之下时，去甲肾上腺素调动我们的精力。如果去甲肾上腺素水平变低，人会感觉疲倦，很难获得足够的脑力去抵抗负面情绪的干扰。

- 多巴胺。多巴胺的作用是什么，很多时候取决于哪部分大脑在接收它。在大脑的某个区域，多巴胺意味着"嗯……嗯……不错"，而在负责思考的大脑区域，多巴胺会让我们集中注意力。多巴胺在人们抑郁时很重要，因为没有"我感觉很好"的信号人们就没有动力去做任何事——即便是曾经很感兴趣的事情。注意力低下可能是去甲肾上腺素或多巴胺不足造成的，也可能是两者水平都不够的结果。

两个其他因素：脑源性神经营养因子和一氧化氮

有两种因素不能准确地归于神经递质这一类，但也影响着大脑的健康。第一种是脑源性神经营养因子。大脑释放脑源性神经营养因子以刺激新细胞的生长。当人们身患抑郁症时，很有可能大脑不能生长出足够的新细胞来适应新环境的变化，因此感到更大的压力，也不能解决自己遇到的问题。

一氧化氮是一种气体，人体全身都释放这种气体，大脑也一样。一氧化氮有很多种作用，但有很多仍待了解，它的一种独特的作用对了解抑郁症很有帮助。一氧化氮将神经元聚集在一起。需要接收信息的神经元显然释放一氧化氮去帮助神经递质锁定信息（Nikonenko, Boda, Steen, Knott, Welker, & Muller, 2008）。如果你想要变得更有创意，成为一个更好的问题解决者，任何促进一氧化氮释放的行为，都能推动新的思维活动在大脑中的进行（见Benson & Proctor, 2003）。

大脑的结构和抑郁症

抑郁症的很多症状可以通过在大脑不同区域接收到的神经递质的活动得到解释。大脑的内部有很多不同的结构，有些结构共同协作，形成系统或回路，一起完成任务。让我们先简要了解一下这些系统，看它们的共同协作是如何引发抑郁症的各种症状的。

- 神经系统里有的神经能让你兴奋起来，有的神经能让你平静下来。
- 应激反应系统能释放荷尔蒙，如肾上腺素。
- 边缘系统是人们的情感和记忆中枢。

- 基底神经节是主管动力、满足感和运动的神经中枢。

- 大脑皮层是负责思考、做决定以及控制大脑其他部分的部位。

神经系统

中枢神经系统是我们的大脑加上所有的神经。这些神经贯穿我们的整个身体,联系着脊髓直到大脑。神经命令我们的肌肉运动,并将身体运动的信息传输给大脑。神经将信息在身体器官间来回传递。神经系统是兴奋还是平静(如图 1.2 所示)与抑郁症有关。神经系统的两个部分分别是:

副交感神经系统(PSNS)。当副交感神经系统开始活动时,它让我们焦躁不安的心情松弛下来,使大脑和身体恢复平静。有些治疗方式是通过激发副交感神经系统的活动来提升身体的平静,从而减轻过于压抑的症状。当你沉思或放松时,副交感神经系统的活动就开始了。

交感神经系统(SNS)。交感神经系统让身体器官活动起来,对命令做出反应。当你走上一段非常陡峭的楼梯,交感神经系统要求心脏和呼吸做额外运动,这样在走得吃力的时候,肌肉就能得到更多氧气。甚至当我们一想到什么让我们害怕的事,交感神经系统就会让心跳加快,呼吸加速。当人们过度疲劳时,交感神经系统会做额外的工作。

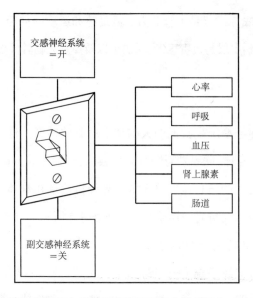

图1.2　激活身体的交感神经系统和平复心情的副交感神经系统
资料来源：韦伦贝格（2008）。

应激系统

为了在交感神经系统启动身体器官时让身体有足够的能量，我们需要一些荷尔蒙来激发能量。这个过程由下丘脑（会在下节详细介绍）启动，它将信息发送给肾上腺，使之释放出肾上腺素和可的松，这两种激素是激发能量必需的。它们快速穿过血管，动员身体和大脑去处理驱赶压力的要求。这就是应激反应系统：在你需要的时候，它会带给你能量。

压力可能是导致抑郁症生理机能的罪魁祸首。如果压力持续存在，压力产生的荷尔蒙不停地流动，它们对大脑的影响逐渐变

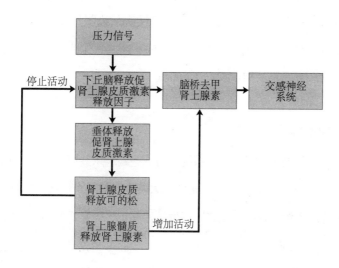

图1.3 应激系统

资料来源：韦伦贝格（2008）。

得消极。长期的压力造成过度兴奋会对大脑造成损伤，使得大脑更加容易患上抑郁症（Nemeroff, 2004）。图1.3描述了这个过程。

应激反应失调是抑郁症产生的首要原因。有些人由于对压力过度反应，使得原本较小的压力被放大。过度反应可能是曾经遭受过创伤的结果，也可能因为这些人的基因决定了他们的大脑是这样的反应方式。不管怎样，这会使得人们变得激动，对一个正常情况反映出过多压力而阻碍了积极应对方法的产生（Goodyer, 2008）。

持续不断的压力也会耗尽血清素、多巴胺和去甲肾上腺素这些影响神经系统的化学物质，让我们感觉到抑郁症的症状。压力还会让我们生病，将我们的"疾病反应"机制打开——失去食欲，变得容易疲劳，对事物失去兴趣——这些都跟患上流感一样，只不过没有发炎的症状而已（Maier, 2001）。

边缘系统

情绪的产生是"边缘系统"的一些脑组织共同协作的结果。"边缘"这个词源自于"环"，指的是大脑中心的一个区域，这里聚集着一些脑组织，这些组织共同产生情感和记忆，它们的名称分别是：

- 丘脑
- 下丘脑
- 海马体
- 杏仁核

每个组织对情绪反应的产生都能起到作用，它们和大脑相连，也和神经系统相连，所以情绪产生时可以不经过大脑的思考。举个例子来说，当你面临紧急状况时，如一个小孩跑到马路上去了，你不会先想到底需要多少力气才能把小孩抓回来，你的身体会未经刻意思考就给你去抓小孩的力气。了解这些大脑组织是如何发挥作用的，与了解抑郁症的消极情绪和心情的产生有着密切的关系。

丘脑。丘脑起到很多重要的作用，但其中最重要的一项是，丘脑可以通过感觉器官从外部世界接收信息，再将信息传递到它应该去的地方。可以说，丘脑是从外部环境接收感觉信息的"指挥官"，也就是说，丘脑接收信息，再将信息传递给大脑的其他部分，让它们进行处理。感觉信息"球"蹦到丘脑，再传递给杏仁核进行处理。丘脑承担的其他任务包括将信息传递给负责思考的大脑——大脑皮层。

下丘脑。位于丘脑的下面，下丘脑的作用相当于大脑内部团队的指挥官，从血液里收集信息，判断身体器官的运转状况。它从身体器官收集信号，又将信号传递出去。下丘脑直接负责启动应激反应系统，它把承载着"已处于压力之中"的信息"球"释放出去，把信息传递给肾上腺体，让它们负载这个信息，从而可以获得所需的能量。

海马体。海马体是边缘系统中负责记忆细节的部位，帮助人们将新信息放到情境中。当你问自己："我什么时候见过这个？"海马体是能帮助你找到答案的那部分脑组织。海马体没有情绪，只负责记录和存储事件的细节，就好像记忆系统的乔·弗雷迪警探。（"女士，告诉我事实就可以了。"）海马体记录细节信息，如数据和事实，将这些信息发送到大脑皮层，大脑皮层会对这些细节进行思考，再将这些信息和杏仁体提供的情感信息整合起来。如果需要将海马体记录的信息转变为短时记忆或长时记忆，则需要大脑的其他部分参与。

杏仁核。杏仁核可以称得上大脑的"早期预警系统"，是产生抑郁情绪和消极情感的主要原因。它对下丘脑区和海马体传送来的信息立即做出反应，但它自己并不进行加工。它只会对新信息发出诸如"危险""不愉快""失败"之类的警告。杏仁核是重要的测量工具，它对情感基调和强度进行记录，一旦需要大脑做准备，就会立即发出警告。杏仁核可以推动下丘脑区对压力做出反应，立即释放大量去甲肾上腺素（一种增加能量的神经递质），准备战斗，或者逃跑。整个兴奋的过程进行得非常迅速，大脑往往来不及反应到底发生了什么。

杏仁核记录着所有新信息的情感基调，不仅记录消极的基调，也记录积极的基调，但它会优先关注出现的问题。生气的表情比微笑的表情会被更快地注意到。总的来说，这并不是什么坏事——人们为了安全起见，需要对威胁尽快做出反应——，但一旦有了不好的经历，杏仁核以后会对任何相关提示都反映出当时的情境：如相关的人、声音的语调，甚至是相似的不好心情，也能唤起那次不好的经历。要想改变已经确定的情感基调，需要人为地将过去的情感推翻，有意识地将自动状态下的消极情绪转变为积极情绪。

基底神经节（BG）

神经节是由一群聚集在一起的神经元形成的神经核。基底神经节是几个神经节一起组成的，这些神经节共同协作，激发动机，产生能量，来实现目标，它们甚至可以协调情感和身体活动。基底神经节位于主管思考的大脑皮层的下面，在边缘系统的上面。基底神经节的一个部分——阿肯伯氏核，专门将接收到的多巴胺信息翻译为快乐的感觉。当人们做什么事情刺激了多巴胺的分泌，这个信息会由大脑的某个部分接收到，人们就会感到快乐。这会让我们想反复做这件事，因为它让我们感到快乐。

基底神经节及其接收多巴胺的功能强烈影响着我们的动机和能量，这两样正是抑郁症患者缺乏的东西。从事日常活动疲惫乏力和无精打采，部分原因是这个区域的大脑引起的。基底神经节对身体活动和情绪有直接的调节作用。如果在从事一项活动时，我们能感觉到快乐和能量，就会激发我们再次从事这项活动。即便我们曾经感觉过快乐和能量，但如果现在没有了这种感觉，我们也会对此失去兴趣。怪不得基底神经节的活动对人的情绪也有影响！

大脑皮层

边缘系统的各个部分一起协作将信息发送给负责思考的大脑——大脑皮层。皮层的意思是"皮"或"遮盖物"，人类的大脑覆盖物相比动物的要厚得多。我们利用这多出来的部分加工和存储大量的复杂的社会信息。我们对于思维和情感的思考能力，我们对他人的思想和感觉的思考能力，都因为大脑皮层而变得可能。要想了解抑郁症各种不同的症状，应先了解以下大脑皮层的活动：

- 前扣带回
- 眼窝前额皮质
- 脑岛
- 前额皮质

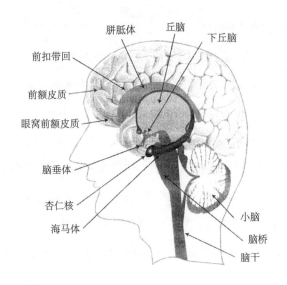

前扣带回
胼胝体 丘脑 下丘脑
前额皮质
眼窝前额皮质
脑垂体
杏仁核
海马体
小脑
脑桥
脑干

图1.4　左大脑的内部结构

资料来源：韦伦贝格（2008）。

前扣带回（ACG）。这部分大脑皮层的功能是组织信息。它位于边缘系统和前额皮质之间，相当于大脑的副总裁，负责给作为大脑总裁的左前额皮质（LPFC）形成内容和准备报告。同时它也将总裁的建议传回给大脑的下级结构。它从海马体那里获得细节内容，从杏仁核获得情感基调。它还和脑岛一起整合人体的感官感受，把所有信息整合起来传送给左前额皮质去分析这些信息。成像研究显示，抑郁症患者的前扣带回反应迟钝，这使得抑制负面想法变得困难，病人会一遍一遍回想负面的事情。如果一个人沉浸在一种情感或限入在老的思维套路中不能自拔，就很难成为好的问题解决者。

眼窝前额皮质（OFC）。皮质的这个部分是掌管头脑风暴的副总裁。它掌控着一个叫作"工作记忆"的环节，让记忆的信息在这里停留的时间正好够大脑每天加工完成任务。在进行工作记忆也叫做短时记忆时，眼窝前额皮质将新信息和相似情况下的其他信息进行比较，这个工作很有必要，可以对问题产生几种可能的、合理的反应，并将这些数据发送给前额皮质进行进一步的分析和决策。

如果这部分皮质正常发挥作用，人们对神经冲动就会有好的控制；他们不会在想法尚未成熟时就仓促行动。他们的决定会建立在充分的信息的基础上。当眼窝前额皮质里的神经递质均衡，人们的情绪是乐观的，事情看起来是合理的或可以解决的，而不是令人绝望的。如果这部分的神经递质数量不够或传输过程出现问题，患者就可能被冲动所控制，过量饮食或喝酒，在酒精或毒品的作用下独自沉思，甚至出现自杀倾向等自我毁灭的行为。如眼窝前额皮质不能很好地控制以前的记忆，如早期生活被忽视等早期的重大打击，就容易忽然陷入绝望——抑郁症的一个典型症状。

脑岛。脑岛从身体的各个部位收集关于感觉的信息。脑岛位于大脑皮质和边缘系统之间。脑岛的作用是让人们能感觉到自我以及具有身体的意识，对我们感知疼痛也有一定作用。当人们对直觉做出反应时，往往用到了脑岛收集的信息。研究发现，同时患有恐惧症和抑郁症的病人其脑岛的伽马氨基丁酸神经递质功能减退，显示着病人的脑岛过于活跃（Cameron et al. 2007）。

脑岛将主管情感的大脑（边缘系统）和主管思考的大脑（左

前额皮质）联系起来，这里是让我们有移情或同情心的地方。患有抑郁症时，移情的感觉会受到干扰：不管对自己的还是别人的痛苦（既包括精神上的也包括身体上的）都过度反应。在脑岛健康地、正常地起作用时，人们清楚地知道自己是谁，能正确地认识自己能做什么，也了解自己能控制什么不能控制什么。沉思能让这部分大脑的容量更大，沉思能增强移情感和对其他人的怜悯。

前额皮质（PFC）。前额皮质是大脑的首席执行官，来自整个身体的信息以及大脑所有其他部分的信息都最终汇集到这里，在这里还会最终决定对这些信息做出怎样的反应。但责任止于此。当前额皮质从大脑的其他部分获得好的数据时，它就可以据此分析情境是否令人不安，它会决定是否需要把信息储存在长时记忆里，还是作为无用的信息丢弃。它产生问题的解决方案，并计划如何付诸实践。前额皮质需要清晰的信息和具有足够的能量来做到这些。

你也许听说过左脑和右脑的区别，可能会想左脑和右脑的区别对了解抑郁症是否重要。这个问题的简单回答是重要。所有上述谈到过的大脑都有左、右两部分，大脑工作是很高效的，不会在左右两边重复它的活动，因此左右脑，称为"脑半球"，有各自独特的子功能。先来看看左右前额皮质的区别。

左前额皮质（LPFC）。这部分大脑主管语言功能。这是人们创造和理解经历的意义的地方。左脑对事物进行分类、解决问题、分析新信息。有时左半脑被叫做"乐观的大脑"，因为它对消极信息形成有益的结论，如"这还不算太坏"，或是"你碰到过更加糟糕的情况",抑或是"这个问题也有好的一面"。这种功能对控制以及治愈抑郁症起着关键的作用。

左脑帮助人们理解时间,不但把事件按时间顺序排列,也知道它们何时发生。序列的时间性(分步的)信息让人们记住有些任务必须按照特定的顺序来完成。时间框架能让人们知道事情做完了、结束了,也能帮人们建立起履历表,记录下来生命的进程中一件事情在什么时间发生。患有抑郁症的病人将过去痛苦的记忆当成现在的新鲜的记忆,以为过去的事情现在仍起作用,因此学会注意和强调当前与过去已经结束的区别,如内视一样,是一个很有用的方法。

右前额皮质(RPFC)。右前额皮质相当于大脑的首席运营官,在非语言区域进行重要决策。你可以把它看作有创意的大脑,解决关于时间、空间和情感的问题。当人们情绪低落、对事物的理解过于悲观时,右前额皮质对所有的负面情绪进行分析。如果右前额皮质被消极情绪、低期望或先前出现的类似情况的消极情绪所控制,右前额皮质就会主导整个左皮质(Johnstone, van Reekum, Urry, Kalin, & Davidson, 2007)。当人们由于任何基于大脑的原因产生了抑郁症,左前额皮质在解决问题就会过于依赖右半脑,分析和解决问题时过于关注情绪和情感。思维过程失衡,偏向消极的情绪时,就容易陷入绝望和无助中(Bajwa, Bermpohl, Rigonatti, Pascual-Leone, Boggio, & Fregni, 2008)。

眼窝前额皮质、脑岛、前扣带回。眼窝前额皮质、脑岛、前扣带回（在前面都介绍过）是皮质中接近大脑下区间（皮质下）的部分，在控制冲动、解决问题、产生问题的解决方案以及控制情绪方面发挥着重要作用。它们记录感官对新刺激的反应，评估边缘的反应，把整合起来的信息传送给前额皮质，再从前额皮质把反应传送给大脑和人体。因此，皮质的这些区域对于加工新信息、在命令中枢（前额皮质）和情感中枢（边缘系统）之间往复传递信息是至关重要的。这些区域的影响体现在抑郁症的多个方面，其灰质容量的减少很可能是造成抑郁症病人对事物失去兴趣的原因（Lavretsky, Ballmaier, Pham, Toga, & Kumar, 2007）。

大脑的各个区域是如何共同导致了抑郁症的产生？

大脑不同区域的神经递质影响着抑郁症的病情，决定着哪种症状最严重。让我们先简要了解一下为什么人们会缺少神经递质，然后再了解抑郁症的症状是如何由大脑不同区域神经递质的活动造成的。

神经递质的不足可能是很多原因造成的。有人可能是先天性的神经递质不足。有些终生受抑郁症困扰的病人往往就是这种情况。（这种情况叫"原发性抑郁症"，是由身体或大脑的先天性条件引起的。）生活经历同样可以使神经递质由水平较低转变为不足。创伤和疾病可能耗尽一些神经递质如血清素的供应，也可能增加一些神经递质如去甲肾上腺素的水平,从而强化了创伤或疾病的不良影响。如果不加治疗,这种不平衡的状态会持续很多年。长期的压力也会耗尽神经递质的供应,阻碍重建供应,造成神经递质的不足。睡眠不好和营养不良同样会减少神经递质的供应。所以根据具体情况,神经递质的失衡可能是一个或者多个原因造成的。

下面让我们逐个了解一下神经递质是如何和大脑的不同部分一起起作用而引发抑郁症的。

血清素(SE)。血清素是对抑郁症影响最广泛的一种神经递质。当血清素水平较低时,它会破坏大部分的大脑系统(见表1.1)。如果说调节是血清素的主要作用,那失调则会造成显而易见的结果:如很难感到满足、不能控制痛苦、心情糟糕、不能控制悲观情绪等,这只是其中几项而已。

表1.1 当血清素水平太低时大脑结构会受到怎样的影响

大脑结构		抑郁症症状
边缘系统(杏仁核)	→	消极、担心、对威胁敏感
前额皮质	→	计划性差,不能驱除消极情绪或建立积极情绪,情绪失控,影响调节,没有满足感
眼窝前额皮质	→	不能控制冲动,处理问题时不理性
前扣带回	→	反刍忧虑,想法不灵活

去甲肾上腺素(NE)。下一个影响力很大的神经递质是去甲肾

上腺素。它从几个方面影响着抑郁症。去甲肾上腺素是主管清醒和警觉的，大脑在记录新信息时需要保持清醒。去甲肾上腺素与其他一些神经递质一起保持着一种复杂的平衡。比如有种理论认为，如果血清素不足，去甲肾上腺素就会大量释放来刺激血清素的产生。这就意味着如果抑郁症是由于血清素不足引起的，也可能造成去甲肾上腺素水平过高（同时去甲肾上腺素也可能正开始变枯竭）。因此，可能出现烦乱或警觉等抑郁症的症状。然而，也有一些其他的理论假设。表 1.2 描述了去甲肾上腺素对大脑结构的影响。

表1.2　去甲肾上腺素对大脑结构的影响

大脑结构		抑郁症症状
整个大脑去甲肾上腺素水平高	→	一般性反应过度，内在神经过敏，身体和精神紧张
整个大脑去甲肾上腺素水平低	→	身体和精神倦怠
前额皮质去甲肾上腺素水平高	→	过度警觉
前额皮质去甲肾上腺素水平低	→	精神疲惫
基底神经节去甲肾上腺素水平高	→	焦躁不安，驱动力强，完美主义及工作狂，容易发展为抑郁症
交感神经系统去甲肾上腺素水平高	→	长期压力及试图缓解压力的努力

- 一个对压力反应过度或长期处于压力下的人，去甲肾上腺素释放过多会造成神经过敏、产生让人筋疲力尽的烦乱感。

- 当去甲肾上腺素过高时，会产生反应过度。如果持续走高，会导致过度警觉，这是外伤后遗症的一个方面，同时也包含了抑郁症的症状（Rothschild, 2000; Yehuda, 1997）。

- 去甲肾上腺素对基底神经节和前额皮质也有影响。有些去甲肾上腺素水平过高的人，会形成过高的驱动力，发展为完美主义和工作狂，这是导致抑郁症的两种典型的原因。

- 如果去甲肾上腺素水平过低，就会产生低精神能量与低体力，让人感觉无精打采、体力不支。

多巴胺（DA）。多巴胺是一种有趣的神经递质。跟去甲肾上腺素一样，多巴胺过高或过低都容易产生抑郁症，取决于是哪部分大脑以及是何种情况下导致多巴胺的失调。遇到创伤时，大脑容易产生较多的多巴胺，使得人们过于关注创伤的细节，强化细节的记忆。这种强化使得一旦出现与创伤相关的提示，哪怕是很小的提示，杏仁核也会发出出现问题的警告。这种对于提示物的过度反应（创伤的暗示）肯定会增加有创伤史的人们的压力感。

但是如果多巴胺水平过低，会造成更大的问题，使得人们很难从生活中获得快乐，即便曾经让他们开心的事，现在也不会再让他们感到快乐。人们需要足够的多巴胺获得达到目标的动力，得到对事物的成就感。对事物没有成就感会产生难过或焦躁不安的感觉，使得人们不愿意再去做、去尝试、去试验或者去探索，不管是在精神上还是在行为上。

如果前额皮质中的多巴胺不足，人们就会注意力涣散，这是抑郁症的一个认知方面的症状特点。表1.3列举了多巴胺出现问题时会对大脑结构造成怎样的影响。

表1.3 多巴胺对大脑结构的影响

大脑结构		抑郁症症状
基底神经节多巴胺过低	→	对事物失去兴趣，得不到乐趣，动机水平低，有气无力
基底神经节多巴胺过高	→	追求完美的高动力，工作狂，容易发展为抑郁症
前额皮质多巴胺过低	→	注意力涣散
经历创伤后前额皮质多巴胺过高	→	过于关注细节，对此后的记忆反映出过多的压力
多巴胺长期过高	→	精神错乱，妄想症

伽马氨基丁酸和谷氨酸。伽马氨基丁酸和谷氨酸，两种无处不在的神经递质，它们的平衡从多个方面影响着抑郁症患者的生理状态，具体的情况取决于伽马氨基丁酸在哪部分大脑起作用（见表1.4）。还记得伽马氨基丁酸能使活动平静下来吧，所以如果它没有在基底神经节发挥应有的作用，就会造成这个区域过度活跃。后果是没有了足够的血清素和去甲肾上腺素的调节作用加以抑制，从而增强了肌肉的紧张，加剧了身体的疼痛感。同时如果人们长期处于巨大的压力之下，长期激发谷氨酸的释放会过度刺激脑细胞而造成损伤，减小了海马体神经元的容量，扩大了杏仁核神经元的容量。这就会导致抑郁症的发生，因为杏仁核的过度刺激会造成过度消极，而海马体容量的减少会造成记忆减退。

大脑区域和大脑系统都能引发抑郁症——它们也能消除抑郁症。当人们知道哪部分大脑出了问题，需要针对什么问题时，就可以用大脑来改变大脑。好消息是，不管你是否了解大脑发生了什么，管理抑郁症的十招好方法都可以对大脑产生作用。如果你使用它们，就会产生效果。你的大脑会为你做其余的工作。

图1.4　伽马氨基丁酸与谷氨酸失衡对大脑结构的影响

大脑结构		抑郁症症状
整个大脑	→	容易激动，加剧其他问题，如对疼痛的感知，可能增加酗酒的危险
海马体（过多谷氨酸）	→	记忆受损
杏仁核（过多谷氨酸）	→	过度敏感，过于消极

第二章

用药物来控制抑郁的大脑

在开始心理治疗之前人们通常求助于药物，这是可以理解的。人们去看内科医生，而内科医生的职能就是使用药物，所以人们会拿到一张处方。药物的确有效，医生的作用也达到了。事实上，抑郁症很多病症都体现在身体上：疼痛、疲乏、精神不振或失眠。这些都理所当然成为去看内科医生的理由。从事医疗保健的人们强烈推荐用药物治疗抑郁症。但是正如我们在上一章谈到的，研究表明，如果病情不是很严重，心理治疗的长期效果更好。而从短期效果看，同时进行药物和心理治疗见效最快。药物治疗有药物治疗的好处，心理治疗有心理治疗的优势。这章主要讨论药物治疗的好处，治疗抑郁症的常用药物有哪些，这些药物主要治疗什么样的病症。是否使用药物以及怎样将药物融入康复计划里，却需要根据每个病例的特点决定，需要跟主治医生一起讨论。

怎样知道是否需要服用药物？

好的心理治疗师能够不用药物而帮助病人解除病情，但同时辅助以药物可以让大脑变得平静，使得心理治疗起效更快更加有效。内科医生在确诊抑郁症之前需要先做一些体检来排除身体方面的其他问题。一旦确诊抑郁症为罪魁祸首，医生就会开出几种药来缓解症状。药物和心理治疗单独比较的话，药物比心理治疗见效快，但是心理治疗能改变病人的思想和行为，病人学会了这些方法，就可以终生受益，随时随地可以使用，而且没有副作用（Blackburn & Moore, 1997; Clark, Ehlers, & McManus, 2003; Fava, Rafanelli, & Grandi, 1998; Frank, 1991; Gould, Otto, & Pollack, 1995; Kroenke, 2007）。

怎样才能知道是否该服用药物呢？当然是向医生咨询。一般情况下，咨询心理医生会比咨询初级保健医生要好，因为专业的心理医生才能了解抑郁症病情的复杂性以及各种不同用途的备选药物。根据我多年来与抑郁症病人打交道的经验，以及了解到的科学研究成果，我总结出以下这些问题供人们参照，看是否在接受心理治疗的同时还需要服用药物。

- 你是否有着非常消极的想法并不停回想这些想法？是否很难摆脱这些想法？你是否也像我的病人描述的那样，脑子好像弹球游戏里的一个球，蹦来蹦去的很难控制？
- 当有重要事情需要集中注意力时，你是否能把那些缠绕着

　　你的忧虑放在一边？而一旦没什么事时，却发现自己又开
　　始变得忧虑起来？

- 是否觉得很累，总希望躺在床上？或者总想回到床上去或
  躺在沙发上，即便睡眠时间已经足够？

- 是否很难集中注意力？甚至连寻求心理治疗的想法也觉得
  难以承受？

- 记忆是否出现问题？即便应该知道的东西也记不住？不难
  学会的东西也学不会？

- 是否感觉非常焦急但又不能集中精力去做任何事情？

- 是否觉得浑身疼痛、痛苦，而且知道这不太正常？

如果你在开始心理治疗之前已经开始服用药物了

　　通常人们在去看心理医生时已经开了处方服用药物，尝试着
用药物来控制抑郁症带来的影响，在这种时候就要听从医生的建
议。不管你是独自尝试书中的方法还是和心理治疗师一起努力，
都绝对不要贸然停止用药。很多药物具有反弹作用。如果药物能
给你带来好处，说明你的病情已经开始有所改善了。

　　同时使用控制抑郁的方法和服用药物治疗抑郁症的缺点在于，
这样很难知道一旦治疗方案中失去了药物的作用究竟会是什么感
觉，该怎样去控制。一定要意识到一旦停止用药，你会感觉不一样，
即便是按照医生的嘱咐逐渐停药。所以在准备停药之前，最好回顾
一下心理治疗的方法或去上几堂鼓劲儿的心理治疗课。

药物会对大脑起到什么作用？

药物是用来改变大脑或神经递质的某种独特功能的。它们通过几种机理来控制抑郁症病情。这一节要介绍一下处方上可能开到的几种药物。

选择性血清素再吸收抑制剂类药物（SSRIs）。选择性血清素再吸收抑制剂类药物用于增加大脑中可用的神经递质血清素。如果血清素水平过低，人们就不能专心，注意力减退，产生负面情绪，过于忧虑，不能抑制忧虑或负面的情绪。病人可能睡眠不好，对于可能产生的变化感觉到非常绝望，或者很难找到他们面临问题的好的解决方法。大脑边缘系统过于活跃，产生出大量消极、担忧的情绪，而大脑皮层却过于疲弱而不能有效抑制负面的想法。前扣带回被焦虑的想法挤满，从而阻断了大脑边缘与皮层之间有效的信息交流，降低了对消极情绪的关注。眼窝前额皮质不能有效地评估和比较新情况与过去的经验，造成了对新情况的负面评估，妨碍了有创意的新方法的产生。

提高血清素水平，增强血清素在大脑中的活性，能够促进对思维和情绪的管制，大脑工作效率提高，这样就能学会改变抑郁的心理治疗方法，抑郁症患者才有精神能量去听从心理医生的指导。

选择性血清素再吸收抑制剂类药物不能改变心情，人们不会一服用这种药物就感觉到抑郁症的症状得到缓解。因此这类药物不会让病人产生依赖。它们的作用是阻止血清素分子被释放它们的细胞吸回（再吸收），来增强大脑产生血清素的能力（图2.1）。当释放血清素的细胞不再把血清素从细胞的突触（间隙）中吸回，就会接收到血清素水平不足的信息，因此大脑开始工作，在细胞间产生更多的血清素神经递质。选择性血清素再吸收抑制剂类药物同样可以促进产生更多新的能释放血清素的脑细胞。虽然还不完全清楚其中的原因，但它们可以刺激一种叫脑源性神经营养因子（在第一章中讨论过）的物质，这种脑源性神经营养因子会促进新的脑细胞的生长。

选择性血清素再吸收抑制剂类药物不能立即增强血清素的活

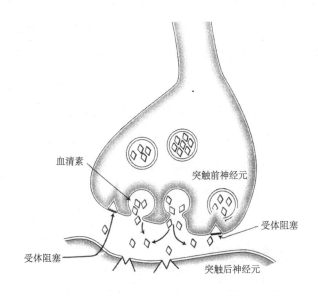

血清素

突触前神经元

受体阻塞

受体阻塞

突触后神经元

图2.1 选择性血清素再吸收抑制剂阻止血清素被细胞回吸的功能

性，通常几周以后大脑才开始增加足够的血清素神经递质，改变抑郁症的病情。而要想大脑将血清素的分泌在没有服用药物的情况下仍然维持在正常水平，则需要几个月的时间。要增加血清素的供应，还需要足够的营养和足够的睡眠来促进新细胞的产生。服用选择性血清素再吸收抑制剂类药物的病人需要服药一段时间，一般要一年左右。停药一定要遵医嘱。

如果在病人接受心理治疗前，已经开始服用选择性血清素再吸收抑制剂类药物了，那最好继续服用一段时间，直到药物起作用。这样可能需要服药几个月，而不是几个星期。如果过早停止用药，很可能病情会出现反复。事实上，如果病情出现反复，则证明选择性血清素再吸收抑制剂类药物已经发挥了好的作用。人们可以在服药的同时学习心理治疗的方法。如果病情得到较大改善，医生会建议你停止服药。医生会给你制定一个方案逐渐停止用药，避免出现因停药太快而出现身体不适的状况。在停药的过程中，看心理医生是个明智的选择，心理医生可以帮助你借助心理治疗的方法，顺利度过转折期。

比较常见的选择性血清素再吸收抑制剂类药物有以下几种。每种药品名后面用括号标示出它的通用名：

- 百忧解（氟西汀）
- 左洛复（舍曲林）
- 帕罗西汀（氟苯哌苯醚）
- 无郁宁（氟伏沙明）

- 西酞普兰（氰酞氟苯胺）
- 依他普仑（艾司西酞普兰）

既能对血清素神经递质又对去甲肾上腺素神经递质有好处的药物叫做"血清素和去甲肾上腺素再摄取双重抑制剂"（SNRIs）。药物有：

- 怡诺思（文拉法辛）
- 欣百达（度洛西汀）
- 普里斯迪克（琥珀酸去甲文拉法辛）

三环抗抑郁剂。这些药出现的时间早一些，现在大多不再属于抗抑郁治疗的首选药物了，但它们与选择性血清素再吸收抑制剂及选血清素和去甲肾上腺素再摄取双重抑制剂的原理相同，都是抑制血清素、去甲肾上腺素和多巴胺的回吸。但由于这些药物的针对性没那么强，它们比新研发出来的那些药物副作用更大，过量服用的潜在危险也更大。这些药物的效果也不错，某些特殊的情况下心理医生也可能开这些药。三环抗抑郁剂类药物有：

- 阿米替林（阿密曲替林）
- 阿森丁（阿莫沙平）
- 安拿芬尼（氯米帕明）
- 诺波明（去郁敏）
- 多虑平（多塞平）
- 托法尼（丙咪嗪）
- 路滴美（马普替林）

- 去甲替林（去甲阿米替林）

- 普罗替林（盐酸丙氨环庚烯制剂）

- 马来酸三甲丙咪嗪（曲米帕明）

单胺氧化酶素抑制剂（MAOIs）。单胺氧化酶素抑制剂能降低清理突触上神经递质的酶的活性，从而使必需的神经递质在释放出来后有更多机会被吸收。如果和含有酪胺的食物一起服用，单胺氧化酶素抑制剂会产生有害的副作用，因此服用这类药物时需要严格注意饮食。这是为什么单胺氧化酶素抑制剂用得不多的一个重要的原因。这类药物包括：

- 拿地尔（苯乙肼）

- 帕内特（硫酸反苯环丙胺制剂）

- 马普兰（异恶唑酰肼）

- 恩萨姆（盐酸司来吉兰片，透皮贴剂）

苯二氮卓类药物。只有在病人患有抑郁症的同时还患有严重的焦虑症，才会使用这类药物。这类药物容易让病人产生依赖，但这不能作为不使用这类药物的原因，只有对酒精有依赖、年纪很小或年纪很大的病人不能使用这类药物，因为这些群体可能产生与药物相关的问题。一旦因服用药物产生了并发症，只有医生能判断继续服用的风险与好处、是否需要继续服药。

苯二氮卓类药物用于治疗因过度紧张和激动而造成的身体过激反应，通常在刚开始的几周内和选择性血清素再吸收抑制剂类药物一起服用。这类药物不能突然停药，而要根据服药的时间逐渐减药，以免出现由于忽然停药而造成的身体不适或严重的后果。

　　苯二氮卓类药物对伽马氨基丁酸起作用，伽马氨基丁酸是一种让脑细胞安静下来的神经递质。当人们处于巨大的压力之下，这类药物就会让伽马氨基丁酸发挥作用，压力是很多种抑郁症的严重问题。苯二氮卓类药物的镇静作用在 30 至 60 分钟内起效，能持续几个小时，药效的长短取决于是哪种药品。因此这类药物被看作改变情绪的药物。它们帮助伽马氨基丁酸，但只有当它们在身体系统里面还活跃时才起作用。通常医生只会开几周的药量，而不会开几个月的。最常用的苯二氮卓类药物包括：

- 佳乐定（阿普唑仑）

- 安定文（劳拉西泮）

- 利福全（氯硝西泮）

　　丁螺环酮。丁螺环酮是一种非典型的抗焦虑药物，它属于阿扎哌隆类。与选择性血清素再吸收抑制剂不同的是，丁螺环酮对血清素产生作用，使得脑细胞在活动时释放更多的神经递质。因此就有更多的血清素活跃，影响所有含有血清素的系统，丁螺环酮对多巴胺系统也能产生一些作用，对同时患有抑郁症和焦虑症的病人，能够减轻困扰他们的焦虑症状。但丁螺环酮不会立即产生药效，而是要服药几周后才会产生作用。这种药物对患有一般性抑郁症和焦虑症的病人很有效果，可以服用几个月的时间。

　　外欧布特林（安非他酮）。这类药物有选择地提高脑内多巴胺的水平。由于多巴胺是影响注意力和增强人们的成就感的，外欧布特林尤其有助于提升精力，提高抑郁症患者对生活的兴趣。对感到疲惫和对生活提不起兴趣的患者非常有效。这种药物也可以帮助戒烟的人，帮助他们解决戒烟时不能集中注意力的问题，克服复吸的冲动。

抗精神病药。如果人们在精神上有严重问题，就像一些严重的抑郁症会出现的症状一样，这种情况下可以使用一种叫作"抗精神病药"的药物。这类药物影响多巴胺和去甲肾上腺素附着受体的方式，减轻大脑的焦虑程度。这类药物并不都能用于治疗抑郁症，只有阿立哌唑与喹硫平两种药物被美国食品药品监督管理局（FDA）批准可用于治疗抑郁症。

- 安立复（阿立哌唑）
- 思瑞康（喹硫平）
- 哲思（齐拉西酮）
- 可致律（氯氮平）
- 再普乐（奥氮平）
- 理思必妥（利培酮）

并发症

患有抑郁症的病人可能还会患有其他疾病，使得药物治疗更加复杂。只要还患有另外一种疾病，这就叫作"并发症"。这种情况下，心理医生最有资格去诊断和开出组合药方，来稳定抑郁症及其并发症各个方面的病情。美国医学会为此过程制定了指导方针。这一节将介绍一些抑郁症的并发症。

失眠。抑郁症病人经常会伴有睡眠问题。通常只要病人有良好的睡眠习惯，服用一段时间的抗抑郁药物就能解决这个问题。但是，失眠的原因有很多种，包括有些病症如睡眠呼吸暂停，要求有适当的诊断和医学治疗。如果失眠影响到抑郁症的用药，就需要短期服用些改善睡眠的药物。治疗失眠的药物根据它们影响入睡和睡眠质量的不同而各不相同。

与年纪有关的问题。抑郁症病人的年龄也是用药考虑的重要因素。尽管很多人都不愿意给儿童服药，但如果抑郁症病情严重影响儿童的发展，服用药物就成为最好的选择。百忧解（氟西汀）和依他普仑（艾司西酞普兰）是美国食品药品监督管理局批准可以给儿童服用的两种选择性血清素再吸收抑制剂类药物。另一个与年龄有关的问题是儿童有患上注意力缺损症（ADD）的可能。尤其在进入少年期和青春期，如果注意力缺损没有得到有效诊治，容易引发抑郁症，因为低自尊、过失、社交能力出现问题、不能有所成就等都是非常负面的，而且这种缺失会随着时间不断累积。治疗注意力缺损可以改善任何并发的抑郁症。

对于一些老年病人，并发症（或治疗并发症的药物）可能导致抑郁。当老人出现精力不集中或犯迷糊时，诊断时遇到的问题是怎样区别是老年痴呆症还是抑郁症。仅仅用抗抑郁的药物可能是不够的。

其他问题。抑郁症患者可能遭受很多并发症的痛苦，包括恐慌症、慢性焦虑症、外伤后遗症、强迫观念行为症或双相抑郁症。在这种情况下，需要其他的药物和抗抑郁药物一起来提高思维的清晰度，维持情绪的稳定，减轻焦虑等症状。例如一个患有双相抑郁症的病人需要服用稳定情绪的药物，还要能控制两极情绪和狂躁。要想找到正确的药物治疗方法，必须仔细了解两极情绪发生的周期及其发病速度、病情的严重程度和病人对药物的反应。

反复实验

没有什么医学实验能够完全预测病人对哪种选择性血清素再吸收抑制剂药物反应较好，而对哪种反应不好。因此，要找到适合自己的药物，并不是一次就能成功的。要找到既能缓解病情、副作用又比较小的药物，必须通过尝试好多次才能做到。但反复实验的过程可能让人充满了挫败感——你可能会想，"这些药只不过在浪费时间"或是"我找不到有效的药了"。但只要和医生一起努力探索，最终总会找到合适的药物的。药物的剂量也是个问题。通常，刚开始时医生会开出较小的剂量，然后慢慢加大，直到测试出合适的剂量为止——这个过程要和医生有良好的沟通。偶尔在当前的治疗方案中增加一点药物也会造成很大的不同。

因为药物的效果需要时间去验证，整个过程显得非常缓慢且充满了挫折感。但既然需要服用药物，那么就要耐心地选择合适的药物、找到合适的剂量以及正确的药品组合，这样会大大改善治疗的效果。

　　鉴于有很多复杂的个别情况，任何复杂的病情都必须去看心理医生，心理医生是精神健康的医学专家。心理医生接受过专业的训练，他们了解：

- 精神治疗药物对不同年龄群体有什么不一样的作用
- 精神治疗药物对不同病症表征的人有何不同效果
- 什么样的药物对有并发症或其他心理疾病的抑郁症治疗效果最好
- 能改善治疗方案的新药或药品组合

为了找到正确的药物，很有必要去看看心理医生。

治疗大脑健康的中草药和健康添加食品

　　有足够的证据表明，人们可以通过饮食、在饮食中增加营养辅助品或有意识地进行体育锻炼来改善心情、塑造更健康的心理与身体，重获健康。如果你对什么样的营养品对大脑产生神经递质有益以及如何保持营养之间的平衡，这些方面的资料很快就能找到。

　　根据保险公司和医学界的建议，药物治疗是各种抑郁症首选的治疗方案。药物不能教会你用大脑来改变大脑的方法，但药物可以让你的大脑重获学习的能力，让大脑学会使用控制抑郁症的方法。药物治疗的最佳方案是心理医生、内科医生和病人一起组成团队，共同努力制定药物治疗和控制抑郁症病情方法的最佳方案，帮助你减轻或彻底消除病情。

第三章

第一招：找到病症的触发因素，用新的反应去应对

随着对抑郁症了解的增多，我们也越来越清楚地认识到：抑郁症的病因不止一个，而是有很多。它的各种不同的症状表明了抑郁症可以分为几种类型。神经生理学的科学研究进一步认识到："抑郁症代表了一类相互联系却又独具特色的症状群"（Shelton，2007，第一页）。对大脑功能障碍及神经递质功能进行的研究都认为它们有着不同的神经病理学的起源——换句话说，情绪和行为上的各种症状都有着不同的原因。抑郁症可能是因为大脑有"脆弱点"使得病人有患病的倾向，但脆弱点可能是遗传的，也可能是由于疾病、身体伤害或成长过程中的问题而导致的。如果病人的基因有先天的不足，当生活出现问题时就容易患上抑郁症。不同的病因也会造成不同的症候群。如谢尔顿的理论认为："从病理生理学的角度看，早期生活遭遇虐待的抑郁症很有可能和非创伤原因引起的抑郁症是不同的。"（第二页）谢尔顿进一步论述道，了解清楚抑郁症的发病基础，有利于对病情进行更有针对性的治

疗。他揭示了抑郁症的神经生理学基础，充实了我这些年对病人在生理、认知和行为方面的临床表现进行的观察。

不同类型的抑郁症

在心理诊所工作期间，我发现抑郁症病人之间表现出明显的不同。比如说，同样因遭受重大打击而患病，早期经历过精神创伤或伤害的病人比没有精神创伤史的看上去病情更加严重。长期压力引起的抑郁症与一生中长期患病的病人，其病情的表现也各不相同。我在研究神经生理学以了解治疗方法的作用原理时，发现可以根据抑郁症的各种可能的病因，将病状归入不同的症候群。我因此有了对病人进行区别对待的想法，这有利于识别病人抑郁情绪和病情发作的触发因素。这也让我在了解他们生活经历的基础上，有针对性地选择早期干预治疗的方法。

怎样有效地识别抑郁症的症候群

以我这些年作为心理医生对病人的临床观察以及根据神经生理学的理论基础，我将抑郁症分为几大类。根据症候群以及它们的各种不同的病因对抑郁症进行区分，有利于人们认清各种抑郁症典型的情绪、思维和行为的触发因素。凡是得过抑郁症的人都知道，有些时候病情变得更加严重一些，那种时候病情像迷雾一样席卷而来，遮蔽了病人的情绪和思想；有些时候哪怕很小的一件事情都好像能将我们推下抑郁症的深渊。那样的情况可能是由于受到不同触发因素的影响，也可能反映了抑郁症的潜在本质。这本书中介绍的很多方法告诉我们怎样去对付病症，我们可以从注意抑郁症的触发因素开始来缓解病情。当抑郁症的危险来临时，找到触发因素，改变自己的应对方法，可以避免发病。

对双相抑郁症病人的重要补充：这一章中不涉及双相抑郁症的触发因素。因为双相抑郁症双极 I 和双极 II 的循环是由生物因素决定的，但是，如果双相抑郁症有明显的情绪变化的触发点，识别触发点也将有助于缓解病情。有些时候，一件很小但又紧迫的事，如孩子生病，也可能让一个双相抑郁症病人进入狂躁的状态。

本章将主要讨论非循环型抑郁症的起因和触发点，文中所述观点可以用作一般性指南，而不应奉若"真理"。下面是我对抑郁症的分类：

- 原发性抑郁症。这类抑郁症有遗传和神经生理学基础，是我们所说的"先天性的"抑郁症。
- 因依恋障碍或虐待而引发的抑郁症。这类抑郁症与原发性抑郁症有点类似，它们发病的持续时间比较接近。但这类抑郁症往往由于早年遭受重大打击或虐待，或是因为孩子在成长过程中父母未能提供安全稳定的照顾而造成的。
- 情境型或压力引发的抑郁症。巨大的压力，通常是长期的压力，可能消耗掉大脑内某种关键的神经递质而对压力变得分外敏感，结果是引发了很难摆脱的抑郁症。

- 创伤后应激障碍抑郁症。这种抑郁症是在成年后遭遇精神创伤的结果，比如因事故、身体受伤、自然灾难、医疗创伤或战争产生的抑郁症。

神经系统

在讨论上文列出的那些抑郁症的病因前，有必要先了解一下神经系统的一个特点：即不管什么潜在的原因引起了抑郁的情绪，神经系统都会感觉到。这种特质之所以与抑郁症有关系，其原因在于人们存储与提取记忆的方式。当某件事情触发了某个记忆，类似记忆组成的网络都会被自动激活。记忆的各个方面，包括情感和细节，都和类似的经历联系在一起。比方说，在你为孩子举办生日晚会的时候，你的思绪会回到你在孩子那个年纪时你过的生日晚会，想起很多你以为已经遗忘了的相关细节。

这个方法在回忆信息时非常有效。但如果是抑郁症患者，一旦他们想起一件难过的事，就会因此联想起所有类似的难过的事。让我们再次以生日晚会为例，假设你是个抑郁症病人，而你不小心把生日蛋糕烤糊了，这会让你想起你在照顾孩子时做的所有不好的事情，从而陷入自责的沮丧心情中。

情绪也是一样的。一旦人们心情变坏，神经系统中所有"以前的坏心情"都会明亮起来，使得人们再次进入坏心情的记忆里，关于负面的看法、坏结果和失望的记忆，甚至产生消极的行为模式使坏心情变得更坏。

心理治疗的一个首要目标是学会打破消极系统，有意识地转入积极的系统。如果学会了书中介绍的这些方法，就会自然而然地获得从消极状态进入积极状态的能力。当人们了解了神经系统的特点，比如了解抑郁症倾向于消极思维的特点，就能激发坚持使用书中介绍的方法的毅力，打断神经系统的自我强化功能。

原发性抑郁症

一些埋怨自己认知能量低的人（"我现在就是没办法去想那件事"，或者"我就是不知道该怎么办"，或"我干脆坐着，眼睁睁地看着"），他们的心情总是不好，他们很容易生气，在日常生活中很难感受到快乐或兴趣，至于是什么原因导致了他们这种兴致不高的状况，也找不到具体的如遭受创伤或者压力过大之类的原因，这种情况很可能患的是原发性抑郁症。他们总是倾向于很消极，很难激发他们的动力；他们对心理治疗的态度用一句话总结就是："那有什么用？"

原发性抑郁症的潜在病因是什么？

有种理论假设认为，原发性抑郁症的发病原因是因为基因决定了血清素、去甲肾上腺素和多巴胺这些神经递质的供应不足，从而影响到情绪和精力：

- 血清素水平过低导致消极情绪、反刍倾向以及精力较差这些症状的产生。血清素同样也能在人们努力成就一件事情时让人有满足感，因此缺乏这种神经递质会让人们对自己做成的事情不再有成就感，让他们对要做的事情一开始就没有动力。

- 去甲肾上腺素如果正常的话，会适当激起人们的兴趣，让他们的体能和精神上的能量处于正常水平。缺少去甲肾上腺素人会感到疲惫。

- 多巴胺是集中注意力和让人有成就感所必需的神经递质。它让人们体会到，他们刚刚从事的活动很有意思，因此激发他们"再做一次"的动力。多巴胺水平过低会导致对事情缺乏兴趣。

缺少了这些神经化学物质，人们就会产生消极的想法，没有精力或动力去改善自己的状况，让他们忽视了生活中做得好的事情。

有关原发性抑郁症的另一种理论认为这种疾病与谷氨酸这种神经递质有关。有些人的基因和神经生理决定了他们对压力会过度反应。过大的压力产生高水平的可的松和谷氨酸，而这两种神经递质都会阻碍脑细胞的发育。事实上，有人猜测，在阻碍脑细胞的发育时，具有兴奋作用的谷氨酸比可的松起的作用更大（Yehuda, Bierer, Schmeidler, Aferiat, Breslau, & Dolan, 2000）。大脑喜欢平衡，一旦大脑内的基因发生了变化，就会增加应激反应系统失调的可能性，从而成为抑郁症攻击的薄弱点（Shelton, 2007）。这就意味着，如果人们因为基因的原因容易对压力反应过度，那他们可能对触发抑郁症的环境因素格外敏感。

怎么办呢？

根据一些研究者的观点，原发性抑郁症最好通过药理学的方法来治疗。但改变认知和行为也同样可行，可以同时服用抗抑郁药物，在有些情况下，不服用也可以。

虽然神经递质失衡是所有抑郁症的内在原因，但在原发性抑郁症中，神经递质失衡本身就是引发抑郁症的因素（而不是像其他抑郁症一样，一个创伤性事件导致大脑神经化学物质的失衡，从而引发抑郁）。因此，针对这种触发因素，治疗办法是有意识地进入积极的神经系统中，取代原来生物化学决定的精力较差的状态。换句话说，神经系统是罪魁祸首，让你陷入消极的思维方式中不能自拔，但我们也可以以此为出路，有意识地改变大脑默认的消极状态。做到了这一点，我们就能进入到积极的系统中，并增强神经系统中的积极经历。要进入积极的神经系统，可以有意识地去培养积极的、乐观的想法以激发动力来做出改变。

在抑郁症患者看来，不做事情比做事情的吸引力要大。那是回避问题而不是解决问题，那是停滞不前而不是继续前进。那就是消极的态度，不管是身体上的还是情感上的。有些时候，我们要刻意选择相信，原发性抑郁症固有的对生活的倦怠和缺乏兴趣是可以改变的。这样做的第一步就是看看你对生活的满意度水平，有意识地朝向提升满意度而努力。

提升满意度

满意是一种状态，而不是一种短暂的心情。虽然高兴的心情来了又走，满意却是对整个事件的总体评价，而不是对事件过程中某个点的总结。我们在完成一个项目后可能会评论："虽然这个项目花了这么长的时间让我不满意，但我喜欢最后的结果，也愿意下次再做这件事。"

提升满意度的第一步是评估对目前生活的满意度水平。伊利诺伊大学的爱德华·迪纳调查了什么会使人们感到满意。他在1980 年开发出了满意度测试量表，此后一直用这个量表进行研究（Diener, Emmons, Larson, & Griffen, 1985; Diener & Biswas-Diener, 2008）。这是五道简单的问题，但测试结果的准确性让人惊奇（见表 3.1）。如果你感到抑郁，可以快速地做一下这五道题，看你的满意度处于哪个水平，根据你的答案选择缓解病情的干预治疗方法。

如果你感觉抑郁，了解你现在的满意度水平很有帮助，这样能给你一个客观的评价，作为参照你可以了解你取得了多少进步。

表3.1　生活满意度调查表

下面是五个陈述句，你可能同意，也可能不同意。将同意程度划分出七个不同的等级，请你根据自己对这些陈述的赞同程度，在每句话前面的横线上填上合适的数字。请按照实际情况如实作答。

7—非常同意

6—同意

5—有点同意

4—既不同意也不反对

3—不太同意

2—不同意

1—强烈反对

_____ 我的生活在很大程度上接近我的理想。

_____ 我的生活条件很好。

_____ 我对生活感到满意。

_____ 至今为止我已经得到了生活中最重要的东西。

_____ 如果我可以重新生活一次，现在的生活几乎没有什么要改变的。

_____ 总分

看看你的水平：

31—35 分　非常满意

21—25 分　满意

26—30 分　比较满意

16—20 分　中立

15—19 分　不太满意

10—14 分　不满意

　5—9 分　非常不满意

　　一旦了解了你的满意度水平，就可以从几个方面来改善了。但要了解你怎样打分的，你必须搞清楚在给什么打分。根据学习理论，人们是基于首要性和最近性的原则来学习新东西的——他们对最开始和最后接触到的东西记忆最好。这个理论也适用于满意度调查。丹尼尔·卡纳曼，一个诺贝尔奖获得者，研究了什么会让人们感到满意。他注意到，当人们在给经历过的事件打分时，他们倾向于关注让人最高兴的部分、让人最不高兴的部分或结尾（Coady, Cray, & Park, 2005）。了解了这一点，我们就能塑造我们的记忆让它变得更加积极。养成习惯，在任何情况下都去回忆做得好的方面——尽管路上可能有绊脚石，但要去留意到已经做过的好的事情。患有原发性抑郁症的病人，要做到这一点可能需要一些时间去练习，因为他们更习惯于关注进展不顺利的方面。但忽略让人满意的方面会触发他们的抑郁情绪。所以要学会去给做得好的事情打分而不是给做得不好的事情打分。

有意识地避开消极情绪

另一种改变对生活倦怠和缺乏兴趣的方法是有意识地绕过消极情绪。虽然要改变原发性抑郁症需要时间慢慢去改变病人的生活习惯，但将他们抑郁的自我改变为更加活跃、积极的状态却是立刻就可以做到的。努力记下下列这些句子（或自己写一些类似的句子）。

- 我可以想我要什么。我想要的是认为我有很多优点。
- 我不想让我的消极的大脑处于自动导航状态。我可以改变它，让它去想积极的事情。
- 我想到什么会影响我做什么。我想用我的长处。
- 即使我感觉没有力气去做任何事，我也可以选择去做这件事。

　　这些句子对患有其他抑郁症的人也有效，因为不管什么发病基础，负面情绪总是存在于抑郁症病人的心里。

　　从长远看，患有原发性抑郁症的病人将调动他们的前额皮质，有意识地摆脱消极思想，与疲惫作对，调整生活方式，塑造更加健康、更灵活的大脑。虽然这些改变需要用到很多不同的方法去调动精力、促进健康，但从眼前出发，做出小小的改变，避开引发抑郁情绪的触发点，可以改变伴随一生的习惯，以免在又一次失望的压力之下再次崩溃。

列一张行动计划清单

　　有意识地努力把消极思维转为积极思维是对抗原发性抑郁症非药物治疗的最有效的方式。但正如上文所说，对于一辈子都只关注消极因素的人而言，要做到这一点会有点困难。把思想拖入积极的框架内，这个任务看上去是多么令人望而却步！不如试试转移注意力。

　　让自己从事一些简单、但又有成果的活动是个好办法。最好把你想做的事情都列出来，以免在思维处于消极状态的时候再去临时想要做什么。什么样的事情可以列入那样一个清单呢？把照片放到镜框里、整理柜子、读一读杂志、给长时间没联络的朋友打个电话、打扫汽车、给花园除草、清理冰箱、安安静静地看一小时纪录片、给垃圾分类、洗个澡——这样的事情是非常多的。唯一的要求是这类事情必须是比较易于完成的——比如翻修整个浴室只会让你感觉更累，而不会让你更轻松——而且这类活动不需要你在开始做之前就进入积极的心理状态——虽然你在做完后往往会感觉好多了。

为想要的东西做个计划

正如上文所说，虽然原发性抑郁症是由于体内神经化学物质不足造成的，但生活中的压力也可能成为激发因素，让人感到倦怠的事情包括：没有预料到的额外工作、对工作或社会生活失望、未能达成事先的期望。即便是考试得了个 C，而你的期望是 B 这样的小事，也可能让你觉得你什么也做不好，因此走上抑郁的道路。

当你知道自己即将身处一个会遇到困难的环境时，你会做好抑郁的准备，在心里预演郁闷的感觉，因而增加了抑郁症发作的可能性。等着变得抑郁总是很诱人，然后对自己说："看，事情总是这样。"你可能觉得别人不会对你有所帮助——你的同事不能完成自己应该负责的那部分工作、共同完成小组作业的同学们会把事情搞砸——你就为此感到情绪低落。这种时候，触发因素就开始预演过去的事情是怎么发展的了。

用一种不同的反应去面对，别再等着受伤害或感到没有希望。那该怎么做呢？首先，把失望的预期推后。这不是空头支票，这只不过是拒绝事先去想不可避免的失败。告诉自己"事到临头总会去面对的"。如果注定会失望，那到时候再说吧，会有办法的。

下一步怎么想就取决于你自己了：你可以把负面的情绪推到一边，集中精力做眼前正在做的事情。听听音乐，给什么人打个电话，聊点别的话题。如果可能的话，还可以想象每个人都完成了自己该负责的那部分工作和任务。

　　如果很难想象别人能顺利完成任务，那就将自己抑郁的叹息变为你在这个压力环境中应对自如的设想吧。把自己想象成一个灵活的人。比如，如果你预见到你的约会对象不会出现了，或等不到你期待的电话，那就直接在心里跳过那件事，去想可以用什么活动去填满这段时间。可能这点意外的时间可以让你去买些圣诞节需要的物品，或顺便去看看在周围工作的朋友。也许这个时间你可以查查邮件，给家人打个你一直想打的电话。如果你找到更好的事情做，哪怕只需要几分钟的时间，也会防止自己变得过于倦怠。

　　将失望的情绪推后可以消除抑郁症的触发点，因为通常在你预见失望即将来临时，你的神经系统就已经明亮起来，好像你已经失望了一样，失望就会导致活动性低。你想要尽快摆脱这个恶性循环。参与活动是抑郁的反面，因此任何小小的活动也可能改变活动性低的触发点。

　　你也可以事先做些准备防止别人让你失望。如果你担心同事会在做某个重要项目时让你失望，你可以给他们发邮件、发短信或者打电话，提醒他们各自的责任，完成工作的时间期限，告诉他们你很期望看到他们的工作成果。如果某个重要的社交场合你预料一个朋友会迟到或缺席，提前给他／她发一条短信，告诉他／她你很希望在那里见到他／她，并把聚会或见面的时间和地址告诉他／她。

　　原发性抑郁的倦怠感会让人养成坏习惯，不愿意做小事情以避免失望。但你越不去努力让别人使你自己高兴，别人越会让你失望。如此一来，你就中了抑郁症的圈套，相信自己的负面判断是对的——然而事实上，如果不是因为你疲倦和活动性低，这些失望的事情原本根本不会发生。

依恋障碍或虐待引起的抑郁症

我所观察到最棘手的抑郁症是病人有过童年被忽视或被虐待的经历。他们经常由正常状态突然很明显、戏剧性地变为严重的抑郁症患者。这种抑郁症在认知的消极期望"自动模式"中也得到体现——没人能给这类病人惊喜。患有这种抑郁症的病人也不能冷静下来或在挑战来临时自我抚慰。只要出现一个小小的问题，他们很容易一头陷入绝望之中。当他们陷入绝望中时，他们很容易采取一些冲动的自我伤害行为，如酗酒、赌博、性越轨或自杀。

每当我看到这种病人的心情从平静忽然变成可怜的痛苦和绝望，我就会去了解他们早年的生活经历，早年的不幸可以解释他们的这种情况，因为这也影响到治疗方案的选择。这些病人不但对别人没什么期望，而且他们的绝望好像"从悬崖跌落下去一样"，很难阻止。因此治疗首先要阻止他们的伤害行为，如第九章描述的那样。只要在处理病情时采取措施保证安全和自控，针对有早年不幸史的心理治疗就会产生更好的疗效，最终根除容易陷入绝望的病症。

是什么让依恋障碍病人患上抑郁症

这种抑郁症是因为病人在很小的时候经受过很严重的、多次的不幸造成的，不幸的施加者正是应该保护他们的人。早期生活的不幸，尤其是虐待和持续不被关注"极大地造成了抑郁症发作的可能性"（Kendler, Thomton, & Gardner, 2001, 第 582 页）。其发病基础是早期生活不断的打击和不幸的潜在结果造成的：

- 应激反应系统的变化是其中的一个原因（Bergmann, 1998），永久性对压力的过度反应，从而夸大了小的问题。

- 如果儿童在难过的时候没有得到抚慰，他们的细胞就会发生改变。长此以往，这种变化就会造成对新问题反应的效率降低（Kendler 等，2001）。这一点既有可能是基因的先天倾向性，也有可能是压力造成的（Nemeroff, 2004; Shelton, 2007）。

- 一个痛苦的儿童如果没有得到抚慰就会变得狂躁，内心也会因此向外界封闭（Schore, 2003）。多次被忽视或创伤未能受到抚慰在神经生理系统上会造成副交感神经系统停止工作，造成生理和心理的绝望状态。交感神经系统受到的刺激有增无减造成的生理上的障碍会引起一些连锁反应。此后如果出现类似的刺激，副交感神经系统会关闭得更快。

- 隐性的记忆——只能通过身体而不是认知上感知到的、不具体的回忆（Siegel & Hartzell, 2003）——其结果是不会努力去抚慰自己，并对新经验产生消极失望。

- 早期生活的逆境会增加罹患抑郁症的风险，原因是神经生理系统对压力的反应发生了变化，应对压力的方式也出现问题，变得不能适应往后的生活（Felitti 等，1998；Nemeroff, 2004）。有早期生活逆境史的病人倾向于通过一些不良行为寻找解脱，而可能造成自我伤害，如自理能力差、不健康的饮食习惯、抽烟或危险的性行为。

随着孩子逐渐长大成人，他们越来越感觉不到生活的乐趣，越来越不愿意努力寻找生活的乐趣，他们不愿意与人接触，抑郁症变得更加严重。到了成年，他们很难在遇到问题时通过理性的自我对话自然地平静下来。

这就是孩子在早期生活中患有抑郁病长期没有受到照顾的结果。孩子先是变得情绪失控，随后不愿意再努力，最后完全绝望，事实上情感对外完全封闭。反复出现的这种被忽视甚至精神伤害式的依恋问题会造成成年时绝望的心理定势，对自己和他人期望很低，造成自我强化式的绝望心理。

在生命的过程中，人们对自己的习惯性的看法逐渐形成自我形象。绝望的隐性记忆发展出来的自我形象是内心的无价值感。导致抑郁症的触发因素可以是引起失望、被遗弃或被忽视的任何可能的环境、内心的想法或言语。有时候诱发因素很明显，比如未能得到期望已久的升职，但有时候诱发因素很小，小到如没有得到餐馆服务员及时服务之类的事情。

怎么办呢？

要对付这种有着深层原因的抑郁症显然不能只靠一些常用的介入治疗来控制病情。在寻求心理治疗和形成没有危害的反应之前，真正要准备好的是刻意地、有意识地注意安全，这句话的意思是要防止病人对自己做出任何自我伤害的行为，病人要对心理治疗感到安全，对康复过程产生信任。这个转变是慢慢发生的，刚开始的时候需要外界的影响而不是病人自己的想象来期望生活中有更好的结果。同时，抑郁控制方法也会对抑郁的触发因素起到很好的作用。因此，刚开始的重点是要打断其自动心理模式对事物持续的消极期待，在抑郁没有侵袭时，建立起更强的快乐网络，来抵抗抑郁、失望、低自尊的负面情绪。

在抑郁尚未到来时从事有价值感的事情

在抑郁尚未被触发时，努力去从事能带来价值感、兴奋感或是病人需要不断去做的事情，比如报名参加预先付费的定期上课的网球课，参加一个运动团队或经常一起玩牌的团体，或参加任何定期活动的团队。这样如果什么事情意外地触发了抑郁症，病人也会因为不得不参加这些定期的活动而提升活动性，不管他们内心是否愿意。

建立起积极的大脑回路

要对触发抑郁情绪的事情做出不同的反应，则需要病人事先有所安排。在事情发生的时候再采取行动，显然为时已晚。病人可以找到新的自我解脱的方法，改变习惯的思维模式，学会放弃消极的反应，建立起积极的心理取而代之，与消极的心理抗衡，以争取时间和资源做些不同的事情，如在门上贴张小贴士提醒自己今天天气多么好之类的简单的事。

你也可以质疑消极模式和悲观的期望，你过去可能一直用这两种方法让自己准备失望。用完全相反的、积极的看法来打断对事物的每一个消极的看法。虽然每个人都要有能力应对困难，但减少消极的频率是我们的主要目标。所以当你在想象老板会怎样对你大喊大叫时，你可以努力去想象她高兴时会怎样。

你可以用左前额皮质的执行决定的功能，做出一些改变，这样在抑郁症被触发后，就会减轻自动出现的消极思维。反复强化对事物的积极评价和积极反应，会使进入积极思维的通道变得更加容易。而你在消极的区域中停留的时间越短，大脑就会自动地更少地光临那片区域。关于这一点在第十一章里有更加详细的叙述。

另一种增强通向积极大脑回路的能力，也是提前计划的方法。当你谈到任何事情时，只描述好的部分。认真留意正常情况下你是怎样描述事物的。你是否重点描述不好的部分、用"是不是很糟糕"作为阐述你观点的挡箭牌来制造一些效果或获得别人的同情？很多抑郁症病人知道怎样通过向别人讲述悲伤、失去亲人、伤心、失望、怨恨和不公的故事来建立与他人的联系。人们会注意悲伤的故事，或被悲伤的故事吸引，这就让病人感觉到与他人联系的快乐。当病人得到他人的同情，就会感觉与他人建立了联系。但是，从长远来看，不公平的或失去亲人的故事不会让病人的病情有所改善，也不如快乐那样能与人建立起深厚的友谊。你需要学会怎样通过开心或幸福的故事来获得他人的关注。

努力注意一件事情好的方面是什么。去注意如果你的故事没有那些不好的方面，怎样鼓舞了别人。如果你只讲述那些好的方面会发生什么呢？努力去试试看。很有可能你会发现这样更让人开心。

- 对你最近经历的一件事情的开心程度进行评分。选一件经常发生的事，如更换机油、参加晚会、听学校的音乐会或和同事一起午餐等。

- 然后跟别人讲一讲这件事，但只讲述好的、开心的、愉快的或有趣的部分。（不要把自己不满意的部分当成有趣的事情来讲。）

- 讲完后立即评估一下你对这件事情的快乐程度。

找到通向快乐的方法能帮助病人摆脱抑郁的阴影，哪怕只是暂时的摆脱。

参加自助团体

上文讲过，患有抑郁症的人们可能试图通过破坏性的行为来寻求解脱，如赌博、酗酒、暴饮暴食等。如果你发现自己染上这些恶习，最好参加专门针对这些问题的自助组织。这些组织帮助你在抑郁症被触发前建立起一些社会联系，帮助你对触发因素做出不同的反应。给小组的成员打电话是对抗触发抑郁症的第一道防线。自助组织会帮助你获得提前准备的必要工具，比如阅读舒缓的或鼓舞性的书籍。这些书籍事实上起到了一个父母看护的作用。这种影响需要来自外界,直到你已经在康复的路上取得了很多的进步。

情境性或压力引发的抑郁症

这种类型的抑郁症,其症状表现为明显的体力不足和孤独,是长期压力作用的自然结果。一个同样的词语是"过度疲劳",描述了情境引发的抑郁症之前的状况。这种情况下很典型的症状是失眠,通常用喝酒或服用非处方药物进行自我治疗,随着时间的推移问题可能变得更加严重。这种症状会自我强化,因为在过度疲劳和孤独的情况下要克服情绪低落、泄气或没有意义的感觉是很困难的。情境性抑郁症产生的原因可能是严重的个人丧失(如失业、失去亲人)、工作倦怠或长期照顾生病的亲人。

治疗情境性抑郁症不仅要改变病人的态度,还要改变病人所处的环境。如果病人是因为被虐待而产生抑郁症,则之前谈到的"只讲好的方面"的方法非但不能对病情有所改善,如果不将病人带离受虐待的环境,反而会更有危害。当然,人们经常要面对不可回避的问题:爱人去世、照顾患有老年痴呆症的父母、为了保住工作长时间加班等。这种情况下,人们需要改变面对压力的方法。比如一个需要照顾生病父母的女儿,可以雇一个直系亲属以外的人或机构来帮帮手,以求得到一些轻松。

　　改变环境或改变处理问题的方法，对患有这种抑郁症的病人来说非常难。认知僵化——看不到处理问题的其他方法——和过度疲劳是相伴相随的。以照顾病人为例，会觉得自己已经固定在照顾病人的模式当中了，而不会利用让人轻松的机会。她看到的不是得到轻松的好处而是坏处。比如，如果找外人照顾父母，她会觉得父母会被不熟悉的人打扰，担心会因此加重父母的病情，而不是意识到她的紧张会影响到和父母共处的质量——或认识到她的轻松会让她能够为父母付出更多的情感。

　　认知僵化在病人长时间地做一项工作或反复用同样的办法去解决问题时很明显地表现出来，用别的方法能够更好地解决问题。过度疲劳的病人没有精力去考虑或实施其他的方法。需要注意的是，情境性抑郁症出现在任何行业任何年龄阶段的人群中，包括儿童，当人们过度投入一项活动，在父母生病或不能正常行动时，因照顾病人或从事家务而承担太多压力，就有可能引发抑郁症。方法不灵活、极度疲倦是伴随这类抑郁症最显著的症状。

情境性抑郁症的病因是什么？

　　患有情境性抑郁症的病人一般都有基因基础，也就是说，这种抑郁早就潜伏于病人体内，只是等待一个情境来激发它。由于长期压力引起神经化学物质紊乱，是引发情境性抑郁症的罪魁祸首。长期的压力造成体力和精神耗尽，也是引发情境性抑郁症的主要原因。未达到精神创伤级别的长期压力从很多方面对健康造成损害,对大脑的影响则是耗尽神经化学物质。在长期的压力之下,大脑用尽了可以消耗的血清素、去甲肾上腺素和多巴胺。随着这些神经递质的耗尽,缺少精力和体力等典型的抑郁症症状就出现了,对生活的兴趣减退,愉快感的丧失也越来越明显。思维不清晰,解决问题的方式就变得死板。精力不足使得病人没有精力去用新的方法应对压力环境。

长期的情境性压力带来的症状很像生病表现出来的症状:疲倦、兴趣减退、没有食欲等。人们有了这些症状后就会去休息,休息对治疗感染有用,但对治疗抑郁症却没有用处。咬牙挺过去也不是好办法。事实上,人们越是想挺过去,压力对身体的影响越大。因此,减轻症状的唯一方法仍然是改变情境或换一种处理问题的方法。

如果人们觉得没有办法改变环境或改变他们处理问题的方法,他们会采取回避的方法去避开压力或补充能量,将自己和其他人孤立开来,或不再从事曾经喜欢的活动,以为这样会减轻内心的紧张。其实独处很少能够给人补充能量,尤其当人感觉到持续的压力时。与群体的社会联系其实是对紧张情绪的一个重要解脱(Jetten, Haslam, & Branscombe, 2009)。当人们和其他人一起参加有成果的活动时,他们的多巴胺就会增加,这是一种"我感觉很好"的神经化学物质,其他神经化学物质也会增加,如催产素(这是一种"舒缓"的神经递质,当人们被触动,被别人当成朋友或与他人相处愉快时就会出现这种物质)。这些神经化学物质让人们感到放松，变得平静，精神也得到恢复。独处的话就会错过这些积极的回报。因此，从社会交往中脱离出来减少了战胜紧张的机会：舒适和快乐的情感体验。独处本身也是触发抑郁症的因素。杰顿的研究显示，独处不但让人们感到孤单，还会使应对困难的能力变得更差——认知能力受到影响，他们更加不能做出好的决定。或许情境性抑郁病人很难将"我不能"说出口，但他们心里却经常这样想。跟他人建立联系可以让他们拥有获得帮助的渠道，从而不那么容易被击垮。

怎么办？

神经化学物质是可以慢慢调整过来的，但如果过度工作或长时间照顾病人的行为模式没有改变，抑郁的症状就不会消除。因此，行为改变是最重要的（见第三招：给过度疲劳降降温）。精神上的最大障碍是这种情况下出现的认知僵化，而向这种僵化提出挑战通常需要他人的帮助，使得抑郁症病人认识到问题并解决问题。然而，当人们的思维陷入困顿，一直在用着自己最擅长的办法，就不太愿意听从别人的建议而采取不同的应对方法。他们会觉得自己被贴上了失败者的标签。因此任何关于怎样改变的话题、不管你是建议自己还是别人，都不要暗含任何有关失败的意思。同时也要记住，患有情境性抑郁症的病人曾经非常成功地处理过现在让他们心力交瘁的问题。他们看到的只是过去他们的方法多么奏效，因此对尝试新方法的抵触心理是正常的。为了帮助病人改变行为模式，可以告诉他们解决问题的一些新的或者不同的方法，和过去的方法效果一样好，但他们承受的痛苦会少一些。

重建良好的自我照护

对自己疏于照顾也是压力引发抑郁症的触发因素之一。要想换种活法，注意照顾自己是好的起点——这是个大的行为变化，因为处于紧张之中的人们很可能不再做有利于健康的事情。生活方式的改变是非常有效的，也不会触发对失败的恐惧。第五章将详细讨论生活方式的改变。

结束独处的生活

虽然自我照护是康复的一个重要部分，但短期来看，重回社交网络是非常有用的。就当前的情况而言依赖别人看上去既不现实也不可能，但采取小小的措施去依靠他人，如让他人以完全不同的角度帮你看看目前的问题，也会立刻将你从孤独的重压中解脱出来。任何持久的康复都是从结束独处开始的（见第五招）。独处的人过着失衡的生活，生活需要恢复平衡。

重建精神修为

很多患有情境性抑郁症的病人感觉精神上的缺失。事实上，因为无暇顾及，他们的精神已经失去了很多原本重要的东西，如参加志愿者组织的活动、教堂或社会活动等。这些活动曾经给他们生命以意义，让他们感觉到和其他比他们生命更重大的事物的联系。重新建立起精神修为能够给这些过度工作、精力耗尽的人们贫乏的精神带来直接的好处。找到与比他们更大事物的联系，是认知康复带来深层次平和感的开始。为修炼精神，有些人用沉思或祈祷的方法，有些人在大自然中消磨时间，也有些人为他们信任的一项事业做志愿者。感觉到精神上的联系是了解何时及怎样去寻求帮助的好方法，因为人们不仅与"更高的力量"建立联系，也可以通过与他人或团体联系找到精神支持。

创伤后应激障碍抑郁症

创伤后应激障碍（PTSD）是引发抑郁症的另一种病因。创伤后应激障碍抑郁症可以比较温和，也可以很严重，也可能出现自杀倾向。作为创伤后应激障碍的一种症状，抑郁症的严重程度很不一样，取决于病人此前的健康状况以及身体对精神创伤事件的忍受力。换句话说，创伤后应激障碍引发的抑郁症并不一定比没有创伤后应激障碍的抑郁症更加严重。但不管抑郁症整体的严重状况如何，都会忽然表现出无助感，被情感或环境事件忽然激发出来。有些情况下这些激发因素很明显，比如一次性行为激发了此前被强奸的记忆，但更多情况下触发因素却很难识别——比如一种很细微的味道下意识地将人们带回此前某次创伤的记忆。

无助感是抑郁症一个常见的特点，在创伤后应激障碍病人身上尤其明显。这种特点既体现在情感上，也体现在认知上，因为在这种抑郁的状态下，病人感到无所适从，更加不知道如何处理问题。经历过创伤的受害者甚至会对罹患抑郁症产生无助感，因为抑郁症会回放他们曾经经历的创伤。他们很难相信别人可以帮助他们，他们更加相信不如靠自己。

创伤后应激障碍抑郁症的发病机理是什么？

病人很难克服或忽略无助感，因为这种感觉是如此真实——当他们发现自己为改善病情所做的任何努力都是徒劳时，就不会再有尝试的动力了。出于下面这几方面的原因，这种想法也是有道理的。首先，创伤带来的紧张使记忆变得敏感，因此很容易引起对创伤事件的回忆。这与多巴胺和去甲肾上腺素的影响有关。创伤事件发生的过程中，多巴胺和去甲肾上腺素这两种物质都充斥着大脑，从而形成了非常深刻的记忆联结。换句话说，创伤的经历栩栩如在眼前，事情过去之后仍然很容易就回忆起来。其次，神经网络系统使得创伤性事件的回忆更加清晰。回忆创伤性事件，人们重新进入存储着各种细节的神经网络——包括躯体感觉、当时的环境、所有的想法，以及既伴随着那次事件也和其他类似情景联系在一起的所有的影响因素。如此一来，无助感是自我强化式的。

这种抑郁症的另一个特点是，即便是很小的事情，也可能在精神和身体上产生超出比例的大威力。蕾切尔·亚胡达（Yehuda, 1997; Yehuda, Harvey, Buschbaum, Tischler, & Schmeidler, 2007）认为对创伤后应激障碍比较脆弱的病人，也通常有可的松水平过低的危险，从而造成紧张阀门不能关闭的问题。通过调查一小部分有过创伤史而患上创伤后应激障碍的病人，她发现生理的因素如可的松激素水平过低造成了创伤后应激障碍的产生。

然而我们也知道，创伤性事件重设大脑的应激反应系统，使之反应更加强烈，一旦被唤醒，去甲肾上腺素水平就会永久地处于高位，这就意味着对压力的反应更加敏感，身体的反应更加强烈（Bergmann，1998）。很小的事情，心理和身体上的感觉却像大事一样。这些都导致抑郁症的发生。一个人基因上具有罹患抑郁症的风险，又经历了创伤的打击，激素水平平衡的健康的大脑变成失衡的脆弱的大脑，这都是创伤引发抑郁症的可能的潜在病因。

对于创伤后应激障碍病人，识别触发因素是很困难的。因为我们的大脑很聪明，为了从身体上和心理上保护我们，将各种各样的新环境与创伤事件的环境建立起联系，即使它们的相似度并不高。这是一个自动发生的过程，有时人们甚至都没意识到；不需要刻意去想创伤事件，就将过去的记忆与新的环境建立起联系。大脑对新建立的联系做出反应——包括暗示或触发因素——因此在新环境下，主管情感的大脑会快速识别危险以保护自己。我们可能还没意识到，这一切就已经发生了。你可能并没有意识到一个新环境有什么问题，但却已经陷入抑郁的状态（无助和恐惧）中了。有些心理治疗方法，如眼动脱敏和再加工（EMDR），对寻找和去除对触发因素的反应有效，即便是无意识的反应。除了心理治疗，也有些别的方法可以用来识别触发因素以及对触发因素做出不同的反应。

怎么办呢？

治愈与创伤后应激障碍关联的抑郁症需要双管齐下：既要弄清楚创伤的触发因素是什么，也要找到能治疗创伤应激的心理治疗方法。

有意识地注意触发因素

患有创伤后应激障碍关联抑郁症的病人可能会对某个环境感到无助或抑郁，而几小时或几分钟以前都没有这样强烈的感觉。如果发生了这种情况，就需要"停下来，看一看，听一听"了！停下来回想一下刚刚到底发生了什么。不要错过这个机会，很可能这个环境里有什么因素触发了病人的情绪。正如前文解释过的，有些情况很显然是创伤留下的阴影。比如经历了一次车祸以后，每次当有车快速经过或尾随着你时，你就会变得紧张。（对触发事件最常见的反应就是变得紧张。）紧张情绪很快会变成抑郁的感觉。在有些情况下，触发因素却不是那么明显，有些甚至可能是内心的感受而不是外部因素，可能某种情绪或想法让你想起某个创伤情景。

如果这样，那就写下来吧。如果你不会写或当时不能写，那你能跟自己说说吗？如果你想说出声来，也可以给朋友打电话说说刚刚发生了什么，或者刚刚你做了什么或想到什么，描述一下即可，而不是要解决什么问题。不要过多考虑为什么那是触发因素，只要去注意就行。关键是要对刚刚发生的事情抓住尽可能多的细节，当你找出触发因素的细节时，你会发现你反应不那么剧烈了，你可能感觉更坏，也可能感觉更好，因为你注意到了大脑在试图警告你。

一旦你注意到了，你需要做的是确定这个环境是否真的对你有危险。这个环境是否真的会带来不好的结果？在任何情况下，你都不会发现这些环境中有什么问题。我有一个病人叫道格拉斯，他曾经发生了一次车祸，在等候红绿灯时他被人从背后撞了。这次车祸以后他都不敢出家门；让他出门做点小事他都觉得很难，他越来越不愿意离开家，对生活也越来越失去兴趣。开始对小事情如去超市、去看电影、和他的妻子一起逛商场，都感觉难以应对。自从练习了"停下来，看一看，听一听"这个方法后，道格拉斯发现，只要有人从背后走过来，他就变得非常紧张。他发现他的大脑将"从后面过来"的信息与车祸联系在一起，不管当时是否有危险。自从道格拉斯发现了这一点，他就说服自己去参与一些活动，不再感到无能为力了。

心理治疗

从长期效果看，心理治疗对治疗创伤后应激是很有必要的。亚胡达（Yehuda, 1997; Yehuda et al., 2007）非常全面地了解过，作为创伤后应激障碍症候群的一部分，抑郁症的成功治疗对创伤后应激障碍有什么启发。她发现病人解读创伤事件的主观方式影响着他们是否会患上创伤后应激障碍，她注意到病人是否曾经遭受过创伤对他们的解读方式有着重要的影响。这意味着认知方式的改变从很多方面来讲都是至关重要的，认知心理治疗法，如重建理解、观察实际的后果以及神经整合的方法（如记日记）都是很重要的。没有外界的帮助，病人要独自完成这种重塑工作几乎是不可能的。亚胡达也讨论了减轻抑郁症病情所需的社会支持。所有消除抑郁症病情的方法都不是排他的，社会支持更是一个好例子。怎样利用这种支持要因情况而异，在对抗创伤后应激障碍时，在别人的帮助下来识别触发因素是利用社会支持的一个好的开始。

有着如此广泛的潜在病因需要适当且长效的治疗，遭受抑郁之苦的病人寻找有效的方法减轻病情又有什么奇怪的呢？医生们千方百计地帮助他们的病人康复又有什么奇怪的呢？我已经发现，为病人提供针对独特症状的控制方法可以纠正大脑功能，应用心理治疗方法来对付抑郁症的深层病因。

从合适的时候开始，控制病情，找到抑郁症最可能的深层次病因，我们帮助病人增强体力，将他们带出抑郁症的旋涡。因此，从小的地方开始，稳步向前，是明智的做法。

第四章

第二招：从当下开始行动

缠绕在抑郁症患者头上的两种感觉，一种是自卑，另一种是觉得自己毫无价值。抑郁症的两个病症：嗜睡和感觉不到有所成就，让这两种感觉看上去跟真的一样，虽然这可能与事实根本不符。过度疲劳型或情境型抑郁症病人的自卑心理尤其明显，因为他们知道自己以前是可以做到的，现在却不行了。他们很清楚过去和现在的变化，过去自己是有能力的，现在却总感觉难以应对，因而变得自卑。他们会谴责自己没有用——尤其在面对眼前的问题时，很快自卑的想法会蔓延到生活中的其他方面。患有原发性抑郁症的病人，他们身体和精神上的疲倦会影响行动的动力，伴随终生的抑郁情绪会影响他们的自我意识，让他们觉得自己的生命就是不如别人那么有价值。

这两种情况都可能陷入恶性循环。自卑或认为自己没有价值会让病人失去从事或尝试新事物的能力，失去接受挑战或战胜疲倦的能力。事情做得或尝试得越少，越会觉得自卑。在这种情况下，动力慢慢减少，低自尊出现，或在抑郁症出现之前就已出现。

不管是哪种情况，都会阻碍抑郁症的康复。

在你觉得没有体力的时候，怎样才能有动力去做事情呢？当任务看起来不可能完成的时候，怎样才能战胜疲倦、克服自卑心理呢？让人惊奇的是，完成任务要耗费的精力可能比你想象的要少得多。问题的关键是"从当下开始行动"。如果你仔细观察一下你的生活，你会找出很多自己身上有你喜欢的东西和优点，而这在以前是被忽视的，也能发现你的经历中也有很多好的事情。增强对自己优点的认识和对生活中成功事情的认识，会激发身体上和精神上的能量去战胜疲倦，从而做更多的事情，改善病情。

如果你感觉抑郁症的疲倦感无处不在，最简单的办法是把有些你正在做的事情停下来，而不是重新开始去做别的事情。看看下面这些办法是否可行。

集中关注你对自己欣赏的方面

在抑郁时，神经网络（大脑以这样的方式将身体感受、情绪、细节、行为和思想聚集在一起形成你能记得的事件）将一个不愉快的事件与其他类似的不愉快联系在一起。这种联系使得人们很容易从一件难过的事想到另一件，使得人们形成关于自己的不好的观点，而这并不符合事实，强化了自卑和没有价值的想法。

干扰这样一个网络是在动力方面要跨出的第一步。怎样去做呢？首先要停止使用消极的语言。这是一个小小的改变，这个改变是任何抑郁症患者都能做到的，因为这是停止一件事，而不是重新开始做另一件事。任何一个注意过怎样成就一件事情的人都知道，我们能通过对自己说话、对面临问题形成自己的态度来构建自己的世界。因此：

别再说自己的坏话。不要对自己说自己不好，也不要对别人说自己不好。注意一下你是否这样想过："我在……方面不行的"或"我把事情搞得一团糟……"或"我从来不会……"，在你意识到你这样做的时候立刻停止这样想或这样说。我们都有缺点，并不是只有抑郁症病人才有缺点，但我们都不只有缺点。

然后再做些改变，这只是些小小的事情，比停止做一件事花的精力多不了多少，但必须要努力去做：

注意一下你欣赏自己哪些方面。在商界，有一种方法叫"欣赏式探寻"。有些公司用"欣赏式探寻"的方法取得了巨大的成功。这种公司发展的第一个阶段，不是去评估公司存在的问题，而是去探寻他们的强项。在我看来这与激发动力是一样的。要摆脱抑郁症，光看到自己的问题和缺点是不能给你动力的。用点时间，欣赏自己最好的方面，这样更有帮助。不管你有多抑郁，你身上总是有优点的，这些优点也是你的一部分，即便此时你可能认为别人并不知道这些优点。

写一张清单，列出来你的优点，不管是大是小，不管重要的还是看起来不重要的，写下来至少 25 个你欣赏自己的方面。（少一点也没关系，你可能还是没有精力找到自己所有的优点。）尤其注意性格方面的优点。下面是你可能想到的一些优点：

- 善良
- **勇敢**
- 为他人着想
- 温柔
- 做饭做得好
- 聪明
- 有职业道德
- 喜欢阅读
- 做家务手巧
- 大方
- 装饰屋子有眼光或有艺术眼光
- 喜欢骑自行车
- 工作做得好
- 善待儿童
- 开车文明
- 能够坚守自己的承诺
- 将办公场所整理得井井有条
- 很好相处

写这张清单时，要尽量具体，不要担心好像有些方面并没有做过，这不是关于你做过什么，而是关于你本身的特质。抑郁让我们去关注消极的东西，而欣赏我们自己则是向关注自己的优点迈出第一步。如果列这张清单有困难，可以找一两个朋友说说你有些什么优点。不要在心里想"这样是不是太不谦虚了"。我们一直被鼓励去发挥我们最大的才能，去塑造最好的人格。如果我们不知道自己的潜力是什么，就不可能将自己的潜力发挥到最大限度。了解我们的潜力是什么，对激发我们的动力有帮助，因此首先我们需要知道我们的潜力是什么。

写好这张清单后，随身带着它。每天花点时间看几遍，提醒自己，不管今天想到了什么，这张单子上写的东西都是真实的。

这个方法可能看起来无足轻重，其实不是的。说这是摆脱抑郁症的首选方法之一，是有道理的，因为当人们注意关注自己欣赏的方面时，就已经在创建自己是有能力的和有用的现实了。这个做法不是对自己说"好听的话"，而是要更加清楚地看到自己的优点，因此让自己在世界上的存在更加真实。这个方法也不用花费很多力气，就能有助于病人增强自信。欣赏优点是激发动力所必需的，人们倾向于在脑子里排练好的事情。如果你想要有些精力去做好的事情，去实现你的潜能，那么开始想象你正在做这些事情吧。这是个开始。

欣赏自己

1. 不要再说自己的坏话。

2. 就自己欣赏的方面列一张清单。

3. 随身带着这张清单。

不要将自己和别人进行比较

抑郁症的一个问题是不能对自己有清晰的认识。抑郁症消极的大脑给一切事物都蒙上了一层阴影，包括自我形象。当人们处于这种消极的思维框架中时，很容易找到别人更好的例子。这无非再一次强化了我们自卑、没用的想法。为了和这种习惯做斗争，我们又一次发现，停止做一件事比开始做另一件事更加容易——停止和别人进行比较吧。

只有我们意识到自己在跟别人比较，才知道需要停止这么做。当我们意识到自己在和别人比较时，会发现自己原来经常这么做。比如很多美国人会去关注别人是否比自己更胖、更瘦或更匀称。女人每次见到别的女人大多喜欢这样比较。男人也喜欢比较，但他们更多关注社会地位：谁开了一辆什么样的车，谁戴了一块更名贵的手表，或谁有个更好的工作。青少年尤其喜欢比较。他们竭尽全力地一方面想要有个性，让别人看到他们独特的自我，另一方面又要和同伴们足够相似以免被他人排斥。这些比较让人多么沮丧啊！

媒体上无处不在的看上去"完美的人"使得这种比较的风气更坏。电影、电视节目、杂志、网络论坛和其他媒介都充斥着与芭比娃娃身材一般的女人，以及有着一块块腹肌和胀鼓鼓的肱二头肌的男人。你所看不到的是在这些形象出炉前经过了多少剪辑和加工。图片编辑称之为"润色"。普遍的做法是将身体部位换上更加好看的、经过大幅度改变的人们的身体，比如擦掉多余的赘肉或皱纹。

如果你把自己的好感觉建立在比别人好的基础上，那你就会感觉不好了，一旦你没有在比较中占上风，你就会感到自卑、不够有魅力、没有用。比较是一种建立自尊的危险方式，因为我们不可能永远比别的我们看到的人好。现实是：永远有人比你更加漂亮、更有钱、更健康或更成功。如果你已经患上抑郁症，那就更加糟糕，因为你会在消极的想法之下做出错误的判断，把别人看得比实际的更好，而把自己看得比实际的更无能和无用。

要改掉这个习惯，就要你发现自己在比较时有意识地停下来。也就是不要再有这种想法，不要再说比较性的话，让想法不再包含比较。比如不要说"她比我好看多了"，而是说"她真好看"。让比较变成单纯的赞美。如果是社会地位方面的比较，试着这样说"哦，天哪，他开着一辆多棒的车啊。我也想要一辆那样的。"承认对地位的渴望，但不要去批评自己当时的生活中没有这个东西。

在你停止了消极的想法以后，用对自己积极的评价进行替代："我为自己能够如此健康和强壮感到很幸运。""我很高兴我有个好用的大脑。""我不知道那个人的生活怎样，所以我不清楚他是否比我过得幸福。"然后（1）不要看让人进行比较的杂志或电视节目；（2）了解杂志上的图片是进行了什么样的处理的；（3）努力让自己记住，现在的我就很好。

发挥你的长处

关于自卑和没有价值感影响到我们行动的这两个话题，只要我们看看自己的长处以及该怎样发挥自己的长处就不言自明了。患有抑郁症的人通常在生活中都能承担很多事情，只不过可能不如想象的做得那么好，不如健康时做得多。（只有病情最严重的病人完全不活动，但如果你病情那么严重，今天你就不会在读这本书了！）但是抑郁的大脑更加喜欢关注你没有做到什么，而不是你正在做什么。为了克服疲倦，你要注意到你正在做什么：你在阅读，你在做自己的工作，你在照顾自己的家庭——你已经在做很多事情了！

当人们患上抑郁症时，有时候唯一能做的就是工作了。当然，需要工作带来的收入，这是坚持工作的最大动力，即便不是真心地想做。家庭主妇们经常告诉我，她们会强迫自己和孩子们一起起床，送他们去学校，然后她们就觉得耗尽了所有精力。尽到对他人的责任是坚持这样的原因之一。然而，这里还有一个别的原因：做日常工作时，我们的能力和才干发挥得最好。做我们擅长的事情可以激发我们的动力——它会让我们在某些方面，感觉到自己有价值和能力。

几个研究者都认同这个观点。马丁·塞利格曼（2002）在积极心理学方面做过很多的研究，白金汉和克利夫顿（2001）重点研究人们的优点对幸福所起的作用。他们的研究显示，人们在做自己擅长的事情时自我感觉最好。奇克森特米哈伊（1990）描述过一个他称之为"涌流"的现象，当人们感觉他们所做的事既有挑战又能完成时，这能给他们的情感上带来满足。

你所做的事情能改变你对自己的看法，能发挥自己最大的价值让你最有自尊。当人们处于抑郁中时，往往会忘记他们拥有的优点。

跟欣赏自己相类似，"发挥你的长处"会助你向前迈进一步。在这个练习里，你要列另外一个清单，但这个清单有个关键的不同之处：除了识别出你的长处之外，你还要写下来你是什么时候、怎样用你的这个长处的，目的是促进你对这些方面的应用。做带来成就感的事情时会提高多巴胺的水平，从而感觉更好。感觉越好，越愿意做更多的事。这样就将抑郁症的低动力给扭转过来了。

画一个表，把你最擅长的事情列在每一栏的最上面。想想你的工作内容是什么，是怎样做的。长处不只是做每件具体事情的技能，也包括你做事情的方法。比如你不仅很擅长使用电脑，对教别人使用电脑也很有耐心，这样你在写长处时就可以既写电脑技能也写上有耐心。再比如如果你在设计广告或广告传单时擅长文字工作，或者擅长设计广告版面，那你的长处可以是"文字能力很强"和"有视觉创意"。或许你最拿手的是做木工，而你同样在完成一件工作时能细致入微。

在表格每一行最左边的空格里填上星期几。

现在在表格下面的格子里，填上你可能用上这些长处的情况：日常生活中什么情况下会显示出或用上那些特长。

每天都填一下这个表格。每天都要问你自己："我用到我的特长了吗？怎么用的？"表 4.1 是个填写表格的范例,已经填了几栏。
(本书附录 A 中有个空白的表格。)如果发挥长处的想法对你来说
太难了,只要记住,你不需要做太多,肯定不是做没做过的事情。
你只不过记录一下正在使用的很多技能而已。

　　在你注意到并使用到自己的长处后,你的自然能量会上升,
你每天对生活的满足感会增加。这本身就是一剂抗抑郁的良药!

表4.1　我的长处,我是怎样使用这些长处的

	善良	遵纪守法	有好奇心	忠诚
周一 用于：职场、家里及和女朋友相处的时候	周一的会议——我鼓励新员工发言	累——我完成了工作	虽然一开始不知道怎么做,我还是把那个架子装好了	和女朋友讨论她遇到的问题
周二 用于：小事上、家里和职场	在邮局为推婴儿车的女士开门	付了账单,保持收支平衡	开始读一本关于美国革命史的新书	当我和上司说话时,看到同事便起身

用到这些长处的场合：
在家里
在职场
和女朋友相处时
和家人在一起时

发挥你的长处

1. 列出你的长处。

2. 列出可以用上这些长处的场合。

3. 每天填表记录。

刻意去注意什么是好的，什么事情是成功的

在第一招"找到病症的触发因素"中，我们讨论了评估满意度能帮助我们了解抑郁症怎样干扰或改变我们对生活的评价。有一些办法可以提高我们满意度的整体水平，提高参与社活活动的动力，如果我们对一个活动满意，我们就会自动地想再次做这件事。

满足感是与整个事件的结果联系在一起的，这与我们关于这件事的记忆也紧密相关。丹尼尔·卡纳曼的研究显示，一件事情是否让人满意，这件事情最后的结果比任何过程中的结果都重要（Coady et al., 2005）。养孩子是个很好的例子。养孩子的过程是非常琐碎的。我从来没见过哪个父母喜欢换尿布、半夜起床照顾孩子、开家长会、电话没打完就被打断，等等。但大多数人仍然很高兴他们有孩子，他们认为照看家庭是既重要又有意义的事。工作和生活也一样。是不是有些事情你从来不喜欢，如果不做也不会失去什么？不是每天的常规工作让人开心，而是整个事情的结果让人有成就感。因此，对正在做的工作和任务要提高满足感：

1. 定期写下你喜欢的事。在脑子里记住并写下来或告诉其他人你每天、每周、每个月对事情的回顾。事情的哪些方面让你有成就感、让你感到有趣、有挑战性、让人兴奋，使你可以用上你的长处，让你有机会和鼓舞人的人相处，或

者其他的好处？

2. 注意一下消极因素是否超过积极因素。患上抑郁症后很容
   易注意你不喜欢什么，找出消极的因素。当然，如果你处
   在一个有损人格的、邪恶的或有害的环境如一些情境性抑
   郁症所处的环境则另当别论，你需要认真考虑，摆脱那个
   环境，但一般情况不会这么极端。问问你自己这些消极因
   素是否值得你去忍受。比如说你找到一个好工作，但是需
   要一周出差四天，你觉得值得吗？如果你负责管理一个志
   愿者协会，成员们都向你互相抱怨，你能够制止这种消极
   现象吗？还是离开这个协会？将注意力放在真正会影响我
   们生活质量的消极因素上，别太注意那些可以忽略的小的、
   琐碎的事情，把注意力转移到积极的事情上，别去想那些
   小事。

加强与积极因素的联系

抑郁症的神经生理现象中，最不幸的一个结果是它让人感觉
不到快乐。主管能量的去甲肾上腺素和主管好感觉的多巴胺水平
过低，痛感过高感觉更多疼痛，抑郁症病人似乎被排除在积极的
事物之外了。他们对原本很有意思的活动无动于衷。没有了快乐，
不可阻挡地向着苍白无味的方向下滑。没有动力，人变得呆滞，
阻碍了人们向积极的方向努力。增强与积极因素的联系是治疗低

动力水平至关重要的方法。

要想增强与积极因素的联系，首先要意识到积极因素的存在。尝试做一下下面这些练习：

- 连续几天记录你每天的活动。我的意见是记录一周，但这对抑郁症病人来讲需要很多精力。

- 就每项活动回答以下问题："快乐还是不快乐？"必须从中选择一个答案，即便你想说："嗯，也没有觉得不快乐。"就像大部分抑郁症病人会这样回答的一样，正确的答案是"快乐"。

- 对每个快乐的活动，根据1—10分的分数进行打分。1是最不快乐，10是最快乐。

注意：不管你的精神多么抑郁，你生活当中还是有快乐的。你可能喜欢早上冲个澡，看孩子练习钢琴或跟人拥抱——这些只不过你没有注意到而已。

现在是时候强化你生活中已经存在的快乐了。这并不难——如果早上冲澡让你感到快乐，那将冲澡的时间延长两分钟岂不是更加快乐吗？在浴室里放上音乐呢？或者用一种时尚的沐浴露？同样的办法也可以用到和朋友一起喝咖啡上（记住要点一杯你喜欢的独特的咖啡），散散步（看看天空的颜色、邻居家的花园，或提醒一下自己散步燃烧了多少卡路里），和放学回家的孩子说说话（在脑子里想想聊完天后孩子的笑脸），诸如此类。通过强化你正在做的快乐的事，你会刺激多巴胺的分泌，更有回报感。让人向下沉沦的疲惫感和低成就感就会开始掉转方向了。

另一种快乐来自于成就感。当你完成一个任务、一个项目或一件简单的小事如洗碗，你也会有成就感——你为此感到很高兴。但是如果你心情抑郁、自卑或觉得自己没有用，你就会忽略这些有成就感的时候。关注你正在做的事，为自己做的事情给自己奖励，不管是大是小，都会对自己价值的消极看法进行反驳。为了强化成就感，你也可以做一个类似的打分练习：

- 连续几天记录你每天的活动。

- 就每项活动回答以下问题："我完成什么事情了吗？"你必须回答是或否。即便你想说"也没成做什么事"，正确答案是"是，我完成了一些事情"。

- 对每个你做完的事，根据1—10分的分数进行打分。1分是没有成就感，10分是很有成就感。

注意：即便是你不太想做的事，也要做完。只注意你没能完成的事情会不利于激发动力，不利于抵抗抑郁。

下一步就要计划在生活中增加更多有意思的和让人有满足感的活动。要做到这一点，你可能需要心理治疗师或朋友的帮助，得到外部的鼓励可以帮助你提高活动水平。对行为激活治疗方面的研究显示，增加有激励作用的、让人快乐的活动可以从外部改善抑郁症病情（Addis & Martell, 2004）。

增强和积极因素的联系

1. 持续数天记录每天完成的活动。

2. 对于每项活动，评估它：（1）是否让人高兴；（2）是否让人有成就感。

3. 每件让人高兴或有成就感的事，给它们打分。

4. 延长活动的时间或提升高兴的质量，对做过的事情，注意体会其中的成就感。

激发人的动力并不容易。你想做更多的事情，从事更多的活动，但抑郁症干扰了你。你知道活动很重要，但如果你感到自卑或百无一用，就很难去做任何事。从你现在的状态开始——停止一些基本的消极思想，关注你现在正在做的或是正在完成的事情——逐渐地你就会越做越多。这样会激发动力。如果你欣赏自己，看看可以怎样使用你的长处，注意什么事情激发了你的快乐，在你准备好的时候，你就使得继续向前迈进变得更加容易了。

第五章

第三招：给过度疲劳降降温

"我是如此精疲力竭！"一个承担太多工作、劳累时间过长的人发出这样的感叹。"精疲力竭"这个成语正如它的字面意思——即消耗了所有的精力，用光了全部的力气。精疲力竭可不容轻视。如果精疲力竭成为一种持续的状态，那就变成了过度疲劳。过度疲劳会带来严重的健康问题，引发焦虑症和抑郁症。虽然在心理健康的文献中，过度疲劳还没被诊断为一种病症。但是在职业健康领域对不间断加班的研究、在成瘾问题中对工作狂的研究，过度疲劳作为这两种问题的结果已经被讨论多年。拖累症的研究则探讨了照顾患有慢性疾病或癌症晚期家属造成的精神上和身体上的劳累以及可能的健康问题。过度疲劳这个术语是由弗罗伊登伯格（Freudenberger）和诺思（North）提出来的（1985），指的是持续照顾他人而忽略自己所带来的后果。当然，这个术语也被用来指想换工作或改变生活的人所经历的职业倦怠。

什么是过度疲劳？

过度疲劳是由于长期压力尤其是工作上的压力造成身体、情感和认知上一种长期疲惫的情感状态。当压力应激系统启动起来，内分泌系统的档位高高挂起，释放出肾上腺素和可的松，神经递质发射以应对当前的需要。压力越大，应激反应越强烈。长期的压力会使得各个层次的能量都耗尽，而对身体健康和心理健康造成损害。这可以称作重度衰竭，因为过度疲劳可以预测心脏病、II 类糖尿病、不孕不育症、自测健康较差以及其他很多问题（Melamed, Shirom, Toker, Berliner, & Shapira, 2006; Toker, Shirom, Shapira, Berliner, & Melamed, 2005）。

长期的压力让过度疲劳这个词的意思非常清晰。在长期的压力下，系统为了保护短时突发状况所需的额外精力，耗尽所有的神经递质以维持一个健康的大脑，从而造成血清素、去甲肾上腺素和多巴胺的水平变得太低，难以满足我们维持脑力、乐观、清晰的思维和动力所需的能量。长期压力下释放出来过多的可的松，也对我们的身体健康产生了不良影响，谷氨酸也一样——在神经元受点过多兴奋的活动，会对脑细胞的损伤产生潜在的不良影响（Yehuda, 1997）。海马体，这个记忆和学习新东西的关键功能区，长期压力或创伤后应激的损伤会造成这个区域脑细胞的死亡。一个过时的短语"神经衰弱"很形象，一方面你脾气暴躁、精神萎靡不振，另一方面你不能好好地思考自己的情况（不管怎样看上去都很悲观），精力不能集中，对平常喜欢的活动现在也没了兴趣。过度疲劳是焦虑症和抑郁症的前兆（Toker et al., 2005）。

长期压力造成免疫力下降，产生健康问题。关于过度疲劳的研究及其对健康的影响表明，在急性应激的情况下，C 反应蛋白（CRP）水平升高；如果 C 反应蛋白被反复激活，如长期压力的情况，它就会长期地保持高位状态。C 反应蛋白是心脑血管疾病和中风的预测因素。健康问题是对过度疲劳的另一种打击，因为压力下的人们忽略对自己的关爱，通常暴饮暴食、酗酒和抽烟，而这些都对健康有害，增加了罹患心脑血管疾病和其他疾病的风险。

过度疲劳是什么样的？

正如上文解释过的，过度疲劳是由于过度工作造成的。"工作"在这里不仅仅指个人的事业或职业，而是指个人生活中必须要从事的活动。过度疲劳可能发生在儿童、青少年和大学生身上，他们的"工作"是做作业；也可能发生在家庭主妇、志愿者和保姆等各类人群的身上。

挣扎着"把所有事情都做完"的心理可能是过度疲劳的第一个情感上的标志，但这不一定是准确的评估。你认为必须把事情做完，否则会有不好的事情发生——尽管你可能并不知道这"不好的事情"到底是什么。

在经受着长期的压力时，你可能已经注意到你的精力不如从前了。如果过度疲劳开始出现，那么在体力上表现出来的症状有：

- 精力耗尽之感
- 不能通过睡觉而得到恢复的疲劳感
- 经过周末休息仍不能恢复精力
- 一个紧张的阶段过去以后，有生病的倾向

随着问题的恶化，当你努力应对和解决问题时，你会在思维、尤其在行为上出现更多的迹象：

- 强迫自己把工作做完
- 个人生活关照方面的变化（为了将更多的时间用于工作，你可能忘了刷牙、睡觉、锻炼身体，忽略看牙医或做体检的时间）
- 吸烟、喝酒、过度饮食（这些都是应对压力的机制，但会造成健康的恶化）
- 随着工作的增加减少社会交往（你所有的社交活动仅限于在参加一个接一个的会议时跟同事简单地打声招呼，如果是孩子，则是在参加一个接一个的体育运动、童子军活动、跳舞、乐队或其他课外活动中见到朋友而已）
- 独处（你不再愿意与家人和朋友说话，以争取一点时间恢

复体力；只要是不工作或不需要参加社会活动的时候你都
是一个人在家独处）

- 缺乏对他人生活的了解或不去关注别人的生活（尽管你总
  是很忙，但很快你就变得筋疲力尽、孤立无援、孤苦伶仃，
  生活失去乐趣）

- 抑郁（一旦你的脑子里没有了工作去抵抗空虚的感觉，就
  会被抑郁侵占了）

- 不能继续过去那种引发了过度疲劳的紧张忙碌的生活节
  奏

你是否出现过度疲劳的征兆？

如果你发现自己出现上述那些关键的症状，你就知道自己快
要患上过度疲劳了。表 5.1 列举了我在我的那些过度工作的病人
身上发现的问题。检查一下看你是否出现这些问题，是否患上过
度疲劳。

表 5.2 是儿童和青少年的症状。

如果你发现你身上有其中的很多症状，则需要评估一下你过
度疲劳的原因是什么，立即着手准备对此进行纠正。如果你不能
改变造成过度疲劳的环境或改变你应对这个环境的行为，你就不
能消除抑郁症或其他因过度疲劳而产生的病症。

表5.1　过度疲劳的指标：你有几项呢？

_____ 在谈到工作和活动有关的事情经常说"我必须"；

_____ 在参加一些有意思的活动时说"我不得不"，如即便你知道那个晚会应该很有意思，但你会说"周五晚上我不得不去参加那个晚会"；

_____ 你宁可待在家里看电视，也不愿与你喜欢的人一起进行社交活动；

_____ 你用吃东西、喝酒、抽烟这些方法来放松自己——这也是你仅有的放松自己的方法；

_____ 感到要快速放松的压力，因为你就只有很短的时间；

_____ 认为别人都不会做需要你去做的事。他们要么太忙，要么太笨，或者他们会不停抱怨以至于你宁可自己去做；

_____ 感觉或表现出自己不可或缺的样子；

_____ 不忙或不活动的时候感觉空虚或孤独——只要静止下来几分钟这种感觉就会袭来，让你感到恐慌，因此会积极地将你醒着的每分钟填满；

_____ 为了得到一点休息或照顾，希望自己生病住进医院；

_____ 对工作或参加活动有种冲动，害怕不做或不参加会有不好的事情发生；

_____ 尽管很疲劳或筋疲力尽，但还是想达到别人的期望；

_____ 晚上不能保证足够的睡眠时间，因为这样可以多做些工作而感到高兴；

_____ 担心不做事情会带来不可接受的后果——担心有人可能会不同意、不高兴、排斥你或解雇你。

表5.2　儿童和青少年过度疲劳的指标

如果你是儿童或青少年，成人的过度疲劳指标（如表 5.1 所列）也适用于你，但你可能会发现在进行下面这些活动时表现出来：

- 做家庭作业；
- 参加体育、音乐、跳舞等课外活动；
- 违背自己的心愿参加更多活动，目的是希望同伴们喜欢你。

你的心情也会表现出来：
- 你感到很焦虑，害怕失败或让父母失望；
- 你可能变得难以集中精力，脾气变坏；
- 当你从进行一项活动变为另一项活动时，有时你感到很烦恼。

你行为方面也会发生变化：
- 你的行为变得不耐烦，在筋疲力尽的时候变得有攻击性；
- 你借助使用一些物质来改变情绪，或从压力下得到一点心理上的休息；
- 你不愿参加原本喜欢的活动。

找出引发过度疲劳的原因

　　男人、女人和儿童都容易受到过度疲劳和由此产生的抑郁症之苦。需要考虑的一个重要方面是一个人主观上认为自己所承受的压力的大小。如果有个雇员不得不接替一个被解雇的员工的工作，他会担心自己是不是也会被解雇，就想努力完成自己的工作。如果这样持续几个星期，就会产生很大的压力——两个工作岗位的工作量加上被解雇的恐惧。时间一长，比如几个月以上，压力就会变成常态。

想在工作上表现好的压力、使得人们努力在截止日期之前冲刺完成工作时突然产生大量的肾上腺素，以此提高能量水平。随着这个模式得到强化，肾上腺素突然上涌形成的紧迫感模糊了长期压力下产生的抑郁和焦虑的情绪，肾上腺素上涌在很多从事高强度工作的男女身上可以看到，他们经常需要在截止日期之前完成工作。

而儿童抑郁症的起因则是另外一种形态的过度疲劳，与过度刺激有关。我们的文化推崇教育孩子的方式是让孩子每一天的每一分钟都忙于结构化的、高度刺激的活动，而不允许有任何放松和休息的时间来激发他们的想象力或学会舒缓身心。从早上起床的那一刻起一直忙到晚上上床睡觉的孩子，没有学习舒缓放松，没有恢复精神所必需的时间，大脑也失去了在休息时间里漫游或漫无目的地娱乐可以得到的发展。他们受到如此多的刺激以至于失去了对小事物的成就感，患上了"快感缺乏症"，即感觉不到快乐（Hart，2007）。

要想找出过度疲劳的原因，你只要列一个清单就很清楚：你正在做什么？你的生活中发生了什么你必须去应对的事？大的变化，即便是好的变化，也会产生压力。申请抵押贷款，生孩子，转学或搬家，换新工作——都是好事但都可以看作压力。如果你需要一张清单，霍姆斯－拉厄的生活事件量表在网上就可以找到。在查看压力源清单时，在你正在应对的压力源上画个星号，这样你就可以跟你的治疗师或帮助你的人一起讨论看采取何种干预措施。

技术压力

每个人都因为这样或那样的现代技术原因而产生压力。表5.3 中有一些是非判断题，是我根据病人反映出来让他们产生压力的情形编制而成的，可以帮助我们判断是否需要注意技术或信息技术给我们带来的压力。这一章里介绍了很多应对技术压力的方法（整本书都对应对技术压力有帮助）。需要明白的是我们需要解决引起压力的源头以便消除因此产生的过度疲劳。你的答案中"是"越多，说明你越需要帮助去识别及控制技术带给你的压力。

一旦你识别出了生活事件中的压力源或技术压力，就需要去找到合适的康复、减轻病情以及改变行为的方法了。本章中的很多观点会从普适性的角度去讨论从压力中康复的问题；但如果是技术压力，由于解决方法有很多种选择，我建议你评估一下你的压力属于哪一种：（1）需要更多的技能培训；（2）需要更多的自控；（3）需要在交流上设置限制。然后要么找个培训班上一上，要么找个心理治疗师来帮助你找到好方法，减轻压力。

表5.3　你有技术压力吗? 以"是"或"否"回答以下问题。

是	否	
		交流压力
_____	_____	1. 我和朋友因为我给他们发短信或电子邮件中说的话而吵过架。
_____	_____	2. 因为不知道怎样使用这些设备，我摔过手机、iPod 和其他电子设备。
_____	_____	3. 我因为一封电子邮件而难过，结果发现我误解了其中的意思。
_____	_____	4. 我因为一封电子邮件而难过，而那封邮件不是写给我的。
_____	_____	5. 我发错了邮件，很担心会发生不好的结果（如不小心点错了"回复所有人"）。
_____	_____	6. 我每天在网上跟人聊天的时间比跟人面对面聊天的时间要长。
_____	_____	7. 我曾因为社交网站上关于朋友或自己的话而感到难过。
_____	_____	8. 我曾经通过短信、电子邮件或社交网站的信息和恋人分手或收到分手的信息。
_____	_____	9. 我通过短信或电子邮件跟朋友、爱人或家人吵过架。
_____	_____	10. 我被要求用自己的个人手机接收工作方面的信息或公司给我配了一部手机，需要 24 小时开机。
_____	_____	11. 我被要求立刻回复即时信息、电子邮件和短信，即便我在做别的事情或在家。
		技能相关的压力
_____	_____	12. 我感觉很沮丧，因为我在用电脑时不知道怎样处理一个任务而浪费了很多时间；
_____	_____	13. 我不知道怎样用电脑（如传真、即时消息、网络摄像头等等）进行交流，我觉得如果我会的话生活会方便些。
_____	_____	14. 我在工作中要用到一个新软件，我不知道该怎么用，这影响到我按时完成工作。
_____	_____	15. 公司不提供如何应用新软件的培训，或者培训不够，不能教会我需要的技能。

（续表）

是　否	
	冲动控制压力
＿＿＿＿＿	16. 我在办公室电脑上浏览的网站让我陷入麻烦。
＿＿＿＿＿	17. 我在网络赌博中输了不少钱。
＿＿＿＿＿	18. 我访问色情网站，这对我所在的地方或我的夫妻关系是不合适的。
＿＿＿＿＿	19. 我在网络购物中花费太多。
＿＿＿＿＿	20. 我花了好几个小时搜索网页，而我本应该做别的工作。
＿＿＿＿＿	21. 我在网上发的帖子让我很尴尬，我希望我能收回那篇帖子。
＿＿＿＿＿	22. 我回复信息太快，没考虑对方会怎么想，因为这个我和朋友的关系受到影响。
＿＿＿＿＿	23. 我对一条信息勃然大怒，发了一条信息回敬，结果发现对方根本不是我以为的那个意思。
＿＿＿＿＿	24. 我给一个人发了一条短信想要让他＼她难堪，希望他＼她读到这条短信或别人读到这条短信。
＿＿＿＿＿	25. 我因为发不合适的短信（包括欺骗性的短信、色情短信、发送有敌意的短信或在不合适的时间如半夜发短信）而陷入麻烦。

评估过度疲劳的强度

过度疲劳在引起心理和身体问题之前，有清晰可辨的行为特点。过度疲劳中的行为具有强迫性，而且分阶段发生变化。这种变化跟成瘾的行为发展模式相似，不管是对一种东西还是对一件事如赌博或性行为成瘾，刚开始是为了缓解压力做些额外的事情，但还可控；就像"我就这周末加班，以赶上进度"。但这基本上不能解决工作太多的问题。你可以看到家庭主妇或保姆为了得到一点喘息的时间拼命工作。这样就会形成一个过度工作的循环，觉得累，需要更努力更快地工作以便有点时间停止工作和休息。人不可能通过做更多的工作来解决过度工作的问题。

将自己的个人需要从满足他人的需要中获得补偿也是过度疲劳的人们的典型行为模式，患有拖累症或具有某种独特的性格特征如依赖的个性也容易有这种特点。如果你具有这特点，就会努力满足别人的需要，目的是对方会反过来满足自己的需要。换句话来说，"如果我照顾你直到让你过得心满意足，那么那时你也会有足够的能力来照顾我"。你可能对一起工作的同事这样，也可能对自己的父母、孩子或爱人这样。当然，试图施与他人从来不会有用，因为一个愿意接受你的照顾的人不会想到要以同样的方式回报给你。随着时间的推移，这种自我牺牲变得更强烈、更具强迫性。你越有牺牲精神、越辛苦，你就越不能清晰地思考、不能改变你的行为，直到过度疲劳导致抑郁症的发生。

你可以对过度疲劳的程度进行评分，在1—10分的程度上打分。10分就需要去医院看身体和精神上的问题了。表5.4列出了一些与过度疲劳强度增加相适应的描述。注意，"工作"可以指照顾人、做家庭作业、照顾家等活动。

为什么需要知道你是否已过度疲劳

你越疲劳，越不能清楚地了解自己在干什么。不幸的是，你否定面临的问题只会让你继续目前的状况——最后导致崩溃。你需要一个心理治疗师或好朋友帮你真实地评估一下你的行为模式。工作狂互助会这个组织能让你找到很多有用的资源。不肯承认问题是你在没有意识到的情况下就你的行为对自己撒谎、就行为可能产生的后果撒谎。当你疲劳过度时，你通常会对自己说这样的谎言：

- 我很快就不用再做了。
- 我是唯一能做这件事的人，我不可或缺。
- 我现在不能停下来。

表5.4　对过度疲劳强度的描述

1. 我所做的工作已经超过了我愿意承担的量，为了完成工作，我放弃了我喜欢的东西。 2. 如果我歇一天不工作，我就会落到后面。 3. 我没有时间去计划或准备休息，或者也不想休息，因为如果我休息，等我回来之后会有更多工作等着我去做。 4. 我总是很累。 5. 我可以花一个星期在医院休养，或在一个疗养院疗养，被人照顾，但我感觉我走不开。只要我做完这些乱七八糟的事情，我就要开始锻炼身体，但目前锻炼身体花太多时间，我没有那么多的时间。 6. 我最大的乐趣就是独自呆在家里，喝点饮料，吃外卖。 7. 我总是感到焦虑和抑郁，即便喝酒、吃东西和抽烟也无法缓解。我的朋友们可能可以让我高兴起来，但我现在总爱挑刺，不想见任何人，也很少告诉别人我的感受。 8. 我经常生病（或我的慢性病，如糖尿病，失去了控制）。 9. 我感觉如果不马上作出改变，我就要累死了。但我不在乎。 10. 朋友们和家人都对我的情绪与工作表示非常担心，甚至对我很生气。但他们不知道我是多么努力地工作以让他们开心——我甚至都不再喜欢他们，不再喜欢任何一个人。

　　如果你是个能力很强的人，你可能不愿意面对自己过度疲劳这件事。感觉无助或对事态失去控制是一件可怕的事。过度疲劳可能与你对自己的看法相左，你会将过度疲劳归咎于过于"脆弱"、"无能"、或"失败"，这样一来就更难作出改变了。如果是这种情况，你要问问自己这个问题："如果我忽然不能工作了，如生病了或死了，会发生什么事呢？"你应该记住，墓地里满是些必不可少的人才。

　　你也可能不知道怎样去改变。我们大部分人都了解自己面对的压力，却往往认为对此无能为力。你也承认你面临的压力太大，但却认为除了去面对别无他法。事实上，为了完成工作，你觉得在行动上并没有其他的选择。善于处理问题或能力较强的人经常陷入过度疲劳之中，因为他们认为自己什么都能应对——直到突然有一天发现自己不行了。从别人的角度更能看清楚这些问题，也更加容易找到解决的方法。如果你正在帮助别人判断是否过度疲劳或阻止过度疲劳的发生，要记住，那个人自己可能并没有意识到自己的问题。如果你自己或你所帮助的人不承认此事，记住要用表 5.1 至表 5.4 所列过度疲劳的征兆去反驳。

改变模式

　　如果人们因为过度疲劳而产生抑郁症，他们不知道从哪儿着手去减轻压力，甚至都不知道怎样了解可能发生的变化。即便他们知道可以进行改变，他们也没有改变自己行为的动力。第一步就是争取一些可以得到的帮助。

找一个对付过度疲劳的伙伴

这是最基本的方法。在选择你可以作出改变的事情时，你需要有人帮助你，也需要有人帮助监控你作出改变的进展情况。找一个愿意全力支持你的人，不但支持你作出改变，也支持你的工作。这个人要明白你的目标所在，也了解你必须完成的工作是什么性质，这会帮助你们俩决定如何着手、何时开始去减轻压力，给过度疲劳降温。然而，不要指望这个人会一直追在你后面、亲自动手越俎代庖或给你当拉拉队。你要自己负起责任，其他人的作用只是帮助你从旁观者的角度看清状况，通过听取你的汇报来督促你对自己负起责任。

人们从帮助者的身上得到很多益处。刚生完孩子的妈妈如果得到有经验的妈妈的帮助，告诉她们怎样去适应，她们患上抑郁症的可能性就会变小。同样，同伴的支持也能帮助人们从创伤后应激障碍抑郁症中恢复过来（Yehuda, Golier, Halligan, Meaney, & Bierer, 2004），谢利·泰勒（Shelly Taylor）（2002）对"照料和结盟"反应进行的研究表明，如果人们在困难中互相帮助，经受到的压力就会小一些。认为自己不孤单的感觉可以大大减少压力。所以如果你正遭受过度疲劳之苦、希望停止这种状态时，同伴的帮助就会有很大的益处。

挑选一个对付过度疲劳的伙伴

考虑下列问题：

- 关于你作出改变的决定,你会向谁汇报以便对你的行为负责?

- 谁会向你提供信息、告诉你怎样是适当的变化,如营养方面或需要看专业医疗人士的信息?

- 你将和谁一起评估你的进展状况?

- 你将和谁一起讨论作出改变时你的反应以及你感觉到的情绪? 如果你承担的工作减少,你将会对此产生情绪的! 这是为什么有必要去咨询一下心理医生,他们会了解你产生情绪的状况。比如,如果你有一天为了完成工作没有吃饭,你还为此感到骄傲;不愿放弃这种骄傲将会阻碍你养成健康的饮食习惯。

如果家属或朋友中找不到可以帮助你的人,那工作狂互助会是个寻求帮助的好地方。这种组织全国到处都有。如果在过度疲劳时染上了过度饮酒或其他依赖性恶习,你可以从这种组织中或自己的求助对象(有经验的伙伴)那里得到支持,来帮助你控制这些上瘾的习惯。这对与上瘾者有依赖症的人也同样可行。

做一张自我关怀列表并按照表上的计划行事

对工作有着强迫症的人很可能会忽视对自己的照顾。最典型的是吃快餐食品而不是在家做饭,边开车边吃饭以节省时间,或者干脆不吃饭。边开车边吃打包的快餐食物是造成肥胖症的一个主要原因。吃高脂肪、高热量的食物时容易吃得太快而没有注意到已经吃饱了。失去了食物的美味带给我们的快乐，肯定也没有了食物摆在桌上色香味俱佳的美感，更别提当香甜可口的食物还在厨房时我们对它垂涎欲滴的期望了。这本身就是一件让人郁闷的事！

　　当然，除此之外还有很多你忽略自己的地方。表 5.5 列举出了其中的一些问题。对照检查一下你需要做什么、多久做一次（对此我提出了一些建议），也可以根据你自己的需要增加一些自我关怀的内容。根据清单的计划行动。

表5.5　自我关怀检查表

需要的自我关怀	频率	检查 / 记录
在餐桌旁吃有营养的饭菜	至少每天一次	
刷牙	每天两次	
用牙线清洁牙齿	每天一次	
有氧运动	尽快开始——至少每周三次，争取每周五次，每次 25—45 分钟	
牙科检查	每年两次——现在就开始安排！	
眼科检查	取决于你的年纪和眼睛的状况	
体检	一年一次或半年一次——现在就开始安排！	
理发	自己决定	
控制血压	你听从医生的建议了吗？	
控制血糖	你注意过吗？	
服用药物	你按照医生的吩咐去做了吗？你需要医生重新开一张处方吗？	
打流感预防针、接种疫苗	你是否在合适的时候打了预防针？	

睡眠与自我关怀

睡眠能够从压力中恢复体力。但如果过度疲劳，由于脑袋里工作的弦绷得太紧，要么没有任何过渡地从工作状态中直接跳到床上，睡眠可能出现问题。你可能醒得早，脑子里想着工作，起床就立刻开始干活。在睡眠的两头，你都在骗自己，这样一来就加速了抑郁症的到来。睡眠研究者迈克尔·佩利斯（Michael Perlis）(Alspaugh, 2009; Perlis, Smith, & Jungquist, 2005) 报告称失眠可能引起抑郁症的发生。这里的问题是不知失眠是否引发了抑郁症还是失眠是大脑对抗抑郁症的一种努力。这里涉及几个因素。

睡眠是大脑试图摆脱痛苦记忆的方式。抑郁症病人的睡眠模式显示，进入快速眼动的压力，不管持续时间还是强度都显示出不正常。尽管还不完全清楚它会带来什么样的影响，但这是有问题的。我们在睡眠中强化记忆，而快速眼动对情感记忆尤其重要。有可能抑郁症病人对他们经历过的负面经验强化过度，使得他们很容易回忆起这些经历。另一个有趣的假设认为，之所以在抑郁症发作之前睡眠结构被如此频繁地打乱，其原因是大脑试图通过中断睡眠来提高血清素水平。清醒时间的延长有助于提升血清素系统的功能，也可能造成更多多巴胺的释放，因此睡不着具有抗抑郁的作用。

失眠也可能是大脑在试图抑制长期处于升高状态的过度的应激反应。在抑郁症和失眠之间可能有着互为依存的关系。作为抑郁症的一个典型表现，当血清素水平较低时，松果体褪黑激素的分泌也会终止。而这是主管人们疲倦和不停惊觉的机制，也主管着切换白天与夜晚的状态。

如果总睡不好觉，最终会导致人变得筋疲力尽，在这种情况下人们会出现易怒、精力不足和注意力不能集中等问题。这也会带来抑郁症病人最常见的身体问题。此外，一个筋疲力尽的人很难战胜抑郁症，因此，注意去改善睡眠是战胜抑郁症的一种努力。虽然过度疲劳、睡眠不好和抑郁症之间的关系还有很多有待研究的地方，但睡眠对克服紧张、最大程度地减轻过度疲劳，其作用还是很明显的。

形成充足睡眠的模式

如果人们上床睡觉的时间有规律，就会更容易入睡、睡得更加安稳，醒来以后也觉得休息得更好些。睡眠是身体的一种节奏，由松果体褪黑激素分泌以及白天黑夜转换的节奏控制。不管是因为神经生理的原因，或为获得能量而摄入过多咖啡因，还是因为工作熬夜而过度疲劳，身体的节奏一旦被破坏就很难恢复。下面是怎样重新恢复到正常节奏的方法。留意一下你晚上都在进行些什么样的活动，这要在离睡觉还很早的时候就做，这样你就有足够的时间让紧张的心情平静下来，然后要每天在同样的时间睡觉和起床。这需要一段时间才能完全恢复，因此要坚持下去，不要因为开始的时候入睡或起床有困难而感到泄气。即便在休息日，也不要过多改变你的作息时间，让时间差别保持在一小时以内。

充足睡眠的另一方面是给睡眠争取时间。美国人有种感觉，认为睡觉是虚弱的一种表现，但大部分成年人需要 7—8 小时的睡眠，青少年需要 9—10 小时，儿童因他们的年纪而异，需要的睡眠时间更长。为了保证充足的睡眠，首先要早早地上床，在床上呆满 8 个小时，即便开始有段时间你可能会早早地醒来。在你可以睡满整整 8 个小时之前，你可以躺在床上休息，进行一些促进健康睡眠的活动，这样会帮助你入睡和保持安稳的睡眠。当你有规律地睡眠，且睡眠质量好时，你会发现你醒来的时候身体得到了休息，你也会搞清楚你需要多长的睡眠时间让体力得到恢复。

青少年与睡眠

由于循环节奏的不同，青少年属于另外一种情况。从生理的角度看，他们可以晚上半夜不睡觉（除非累坏了），早上 9 点起床。可见学校的作息时间对青少年的身体来讲是完全不合拍的！因此青少年需要适应这一现实，他们大部分可以在晚上 10 点睡觉。为了能够在完成家庭作业和学校的活动后按时睡觉，重要的是要限制他们使用电脑、玩手机或打电子游戏的时间。

老年人及睡眠

虽然随着年龄的增长，人们需要的睡眠时间在逐渐减少，但对老年人来讲所需的睡眠时间也是因人而异的。衡量睡眠是否足够的最好方法是看人在白天是否有精神。有的老人中午睡个午觉，这样应该感到有足够的精力和精神去完成白天的活动。但睡眠问题也会影响到老人的生活。老年人可能因为几个方面的原因睡不安稳。有些是因为要频繁地上洗手间，还有些是因为大脑不能分泌足够多的褪黑激素。很多老年人的住所太吵或太亮。注意一下是否可以改变周围的环境或生活方式以更好地促进睡眠，如果身体许可的话，也可以尝试用一些营养品帮助镇定大脑或刺激分泌更多的褪黑激素，最后还可以用药物来帮助睡眠。

帮助抑郁的大脑改善睡眠

首先解决睡眠的环境问题。虽然一般情况下一个没有电视没有灯光的安静的房间更有利于睡眠，但也有很多人要开着灯或有些噪音（如电视或收音机的声音）才能睡着。在考虑怎样解决睡眠习惯问题时最好从睡眠的环境入手。杏仁核不仅在人们醒着的时候发挥作用，人们在睡着的时候它也在履行着职责，对危险可能靠近的报警信号保持警惕。它对很多因素的改变作出反应，如声音、气味等，一旦它发现有变化，就会将大脑叫醒。过滤周围环境的噪音（如隔壁房间人们的谈话声或大街上的声音）对消除杏仁核对噪音变化产生的反应很重要。如果人们住在市区或公寓楼里，很难预料外部会出现什么样的噪音，用一种恒常的噪音来抵消外部噪音会更加有利于安稳的睡眠。白噪音（用以掩盖令人心烦的杂音）阻挡住了周围的噪音，虽然这些噪音并不危险，但也会让大脑保持警醒。如果必须要开着电视睡觉，记住大部分电视都有睡眠时间设定功能。给电视设定睡眠时间，用白噪音作背景来抵挡周围环境的杂音。

你可以通过下面这些方法改善入睡模式和睡眠质量。

- 睡前几个小时之内都不要观看暴力或让人兴奋的电视节目——这意味着晚间新闻也不能看！电视新闻与杏仁核势不两立——刺耳的音乐，不可预料的常常让人毛骨悚然的图片，过度兴奋的嗓音。它的唯一目的就是让人们观看，生怕他们漏过重要的内容。

- 至少睡前一小时内不要用电脑。电脑屏幕的光会刺激你，让你保持清醒。

- 睡前泡个 20 分钟的热水澡。热水澡让紧张的肌肉得到放松，刺激催产素的分泌——催产素是一种具有舒缓作用的荷尔蒙。

- 大脑在睡眠状态最能从紧张中自我修复和恢复，但它也需要营养。如果白天饮食健康或睡前吃顿高碳水化合物的小餐，能帮助大脑细胞的生长，大脑内的胰岛素和血糖水平足够高，能在睡眠时利用蛋白质和营养素产生神经递质。

- 在清凉的房间里睡觉，把房间布置得越黑越好。这有助于建立起好的循环节奏，在有规律的循环中进入睡眠状态。

- 饮用一些如猫薄荷或洋甘菊之类泡的茶水，让大脑变得昏昏欲睡。为了让药效充分发挥出来，将茶叶放在开水里泡

5—10分钟。

· 尽量不要饮用含咖啡因的饮料，尤其在下午，因为咖啡因让人兴奋。

睡眠卫生

1. 建立起有规律的作息时间。

2. 确保睡眠时间充足。

3. 为良好的睡眠创造一个好环境，如黑暗、安静的房子。

4. 睡前让大脑平静下来，做一些安静的事，泡热水澡、喝花茶等。

找到让你增加能量的事情

搞清楚哪些事情能增加能量、哪些消耗能量，这很重要。精力充沛、充满活力让你能够成就更大的事情。梅拉米德和施洛姆（2005）设计了一个评估精力和疲劳的评分量表，我在得到他们的同意之后，把这个量表放在本书的附录里了。但你也可以用一个简单的视觉图来说明哪些事情给你能量，而哪些事情又造成你能量的流失（图5.1）。这个图能让你一眼看出你该停止哪些方面的能量流出以及增加哪些方面的能量流入。

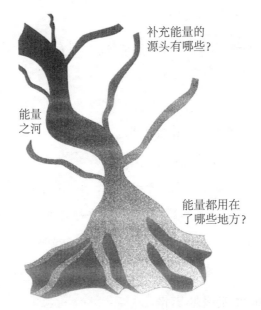

补充能量的
源头有哪些?

能量
之河

能量都用在
了哪些地方?

图5.1 能量流动: 能量来自哪儿又去了哪里?

　　能量就像一条河, 汇集着很多流向它的涓涓细流。在一张清单上写下你的能量的来源, 或者在图 5.1 中写下你的能量的来源。同样你也需要了解一下你的能量主要用在哪些事情上。就像一条河在向外流时形成了三角洲, 你的能量也向外扩展, 沉淀在各种不同的事情上。注意不仅要找出能量流向的主要任务 (如上班或带小孩), 也要找出一些小事如支付家里的账单或其他要定期做的事情, 如带孩子去打防过敏的针等。

　　如果能量不够的话, 现在看一下能从哪些方面增加能量的流入。这是改变惯常模式的另一个方面。让你增加能量的事情不一定需要很长时间去做, 但在做这类事情时需要倾注你全部的注意力——这样你只要用一点点的能量就能换回很多能量。这些增加能量的活动包括：

- 早上花 10 分钟阅读鼓舞人心的文章
- 专心致志地吃早餐，别的什么也别想
- 专心致志地读 15 分钟早报，不被其他任何事情打扰
- 午休时间不做任何工作——哪怕是到户外散步 15 分钟或吃顿简餐
- 每天都到户外走一走（遛狗总是有增强能量的作用）
- 和你爱的人通通电话（打电话比 E-mail 更能给人能量——注意不要打太久，在你感觉还不累时就要结束电话）
- 与朋友一起看体育比赛或和朋友喝咖啡聊天

然后看一下可以停止哪些方面的能量流出，别忘了小事情会积少成多。比如可以考虑跟别人拼车而不是每天都开车送孩子去练习足球，从而减少能量的流出。

图表的好处是能让人很容易看出来能量的流出与流入之间是否存在不平衡，如果有的话，则要立刻着手去纠正。你也同样可以用这种直观的方法来处理生活中的某个方面，如果同时有很多任务要处理的话，就可用图画进行梳理。

哈罗德符合对过度疲劳的所有描述。他每周工作 80 到 100 小时，不工作时，他就在家里干活或送孩子去参加活动。我们评估他的能量时，发现他能量的流出就像汹涌而出的河水；而能量的流入却像小溪——仅限于每周去教堂一小时，在没任何人打扰的

情况下单独吃一顿午餐。他对未来生活的憧憬是"再不要有任何人对他大喊大叫"。当我问到他对什么事情感兴趣时，他简直回答不上来。很显然，他首先需要遏制住能量的流出。经过密集的抑郁症门诊的治疗，哈罗德同意每天 6 点下班（虽然他不知道那么长的时间在家该干什么，需要想一想可以做的事情有哪些，免得因为闲暇时间太多而感到不安）。随后他从一些基础的事情做起，如中午休息、吃有蔬菜的食物、吃维生素以及睡觉。只有在这些事情成为习惯后，他才能开始做一些他喜欢的小事情：读一些与职业无关的杂志、在电影院而不是电视上看电影等。逐渐地，他扭转了过度工作的模式。

学会设定界限

设定界限让很多人困扰。如果你也在这方面有困难，看看下面这句话是否有道理：一个筋疲力尽的人是什么也贡献不出来的。这意味着你必须为自己有所保留。设定界限就是你需要停止奉献、开始为自己的健康有所控制的时候了。你需要控制的可能是精力、时间、想法、创造力或其他任何人需要，而你也能给予但你目前选择不给予的东西。

照顾慢性病人或年迈家人的人在这一点上的确会有困难，他们不知道怎么可以不去为自己照顾的人做一些事，他们也会拒绝家人、朋友、教友或专业人士如临终关怀工作人员的帮助。他们认为他们要等到"真正需要这些帮助的时候"再去求助。我对这种想法的意见是："在你真正需要帮助之前就需要帮助了。"如果等到你再也动不了的时候，那就变成了紧急事件。

如果患有抑郁症，你会不知不觉地制造紧急事件，因为紧急事件能激发能量的产生，让你有足够的精神做出反应。你可能意识不到或不愿承认，但在不好的事情发生时，你反而能得到好处——为处理紧急事件而爆发出来的情感或身体上的能量。如果你的情况看上去跟这很相似，那就意味着你正在遭受过度疲劳之苦。处理这种问题的正确办法是解决过度疲劳和抑郁症的核心问题，而不是靠应对紧急状况来快速提高能量水平。

设定界限在很多地方都需要。下面是一些出现界限问题的主要方面以及处理的方法。

工作。不管从事的是什么工作，工作都是能量流出的主要方面。对工作时间设定界限很重要。你每天／每周／每个月／每年要工作多少小时呢？设定一个你不会超越的上限，以及每年休假的天数，休假期间任何工作都不要做。

同时也要在工作任务和职责上设定界限：谁帮你决定工作的优先顺序？你对谁负责？对于每一项工作请求，你都要问自己："这件事到底有多重要？"你要区分"紧急的"和"重要的"事。有些重要的事情可以留在以后再做，但一些事情是紧急的，有些"紧急的"事并不重要。有些人对紧急事件投入很多精力，而浪费了重要的工作需要的时间，最后他们不得不延长工作时间以完成重要工作。一旦你问了自己这件事的重要性怎样，也问问别人是否对你要做的工作的重要性和紧急性的看法与你一致。

同样，也要注意你为工作开手机的时间。工作方面的电话或短信是否打断过你正在进行的活动？如与朋友一起共进晚餐或开车送孩子去学校。设定一个界限。明确你工作和不工作的时间，在不工作的时候不要使用通信工具——这会让下班的时间感觉更像休息时间。如有需要，你可以用私人电话与家人联系。这样做很值得。

人际关系。有时候朋友会很耗精力而不是让你有成就感。我曾有个病人，非常有领导魅力和社交能力——她就是那种人们会自然而然聚集在她周围的人。因为她不想让身边的一大群朋友失望，她的日程总是被各种社交活动排得满满的，没有为自己留下任何放松的时间，以致严重地过度疲劳。另外一个病人是个大学生，以自己是一个"随时可以依靠的"忠实的朋友为荣。很快她发现自己被各种帮助的要求所淹没：帮朋友做作业、帮他们搬家到新公寓或新宿舍、在和父母或男朋友吵架时满怀同情地听她们倾诉，等等。她投入如此多的时间以至于自己的睡眠和学习都被耽误了。我见到她的时候，她因为筋疲力尽导致成绩太差和出勤太差而失去了奖学金：她患上抑郁症是情有可原的！

很多时候人们之所以过度疲劳是因为允许别人占自己的便宜。他们被迫不断做更多事情因为有人羞辱他们或欺负他们。这可能是丈夫的抱怨，不考虑妻子照顾孩子的艰辛，"你就不能把家里弄得干净点儿吗？我要工作，那你就应该打扫。"很多情况下，这种操控或直接的命令还伴随着咒骂、贬低或威胁，而你可能因为过于抑郁而无力回击。

对这种情况设定界限，学会对无理要求说不，想办法结束这种斥责、咒骂或羞辱你的对话。学会说："我现在不想说这个。我以后再跟你说。"准备一些从这些情况下走开及重新回来的策略。设想你用到这些策略的整个过程，想象你是跟下面这些人用到这些策略（不管是在电话里或面对面）：

- 家庭成员，包括夫妻之间

- 朋友

- 客户

- 同事

根据时间和精力来设定接受请求的界限也很重要。如果你开始在一个时间安排双重时间表、希望以后再看时间有什么冲突，说明你已经过度疲劳了。绝不要立刻答应一个要求（当你还在学会说不的时候）。这样说："我一会儿再答复你。"你也可以给个时间，如："我一小时之内答复你。"然后查看一下你的日程、你的康复计划，咨询一下你的过度疲劳伙伴来决定是否需要接受这个新的任务。

照顾孩子。你作为父母是否表现出"工作狂"的潜质呢？如果这样，你也可以对此设定一些界限。比如，你的时间安排是否围绕着孩子的活动转？孩子放学回家的活动是否消耗掉了你醒着的每一分钟？记住，如果你拒绝孩子，他们不会总是受苦的，相反他们会受益良多。因为你很难从家里或孩子身边走开，你需要设定界限为照顾自己如锻炼身体留出时间，不要最终因为烤圆饼或带着孩子去商店买一件东西而放弃你为自己留出的时间。你也可以去父母学校学会怎样设定界限。

休闲时间。有时人们并不为休闲时间设定界限。休闲时间在工作的压力中流逝了。你甚至为要花时间参加社交活动而恼怒不已。如果是这样，则需要开始留出一点点时间给自己休闲和娱乐，让自己能够容忍"干坐着"。这听上去有点奇怪，但搞清楚休闲时间该做什么一开始有点儿不容易。如果你无所事事的时间过长，你就会产生恐惧和愤怒的感觉，很容易重新回到工作中去。试着用下面的方法安排闲暇时间：

- 和孩子们一起玩"玩耍时间"的游戏——让他们告诉你在这个时间该做什么。

- 和你的配偶一起玩"玩耍时间"的游戏，做一些有趣的小事，有时候也可以让一些别的成人加入。

- 和朋友玩"玩耍时间"的游戏，做你们都喜欢的事情：看话剧、观看体育比赛、一起做做指甲，等等。

- 安排时间自己单独做些放松和好玩的事情，如散散步、洗个澡或读读杂志。但你花在独处上的时间要视你自己的情况及过度疲劳的程度而定，因为独处是抑郁症的一个主要的诱发因素。如果你处在过度疲劳的"极度空虚"之中，或过度疲劳让你不愿与人相处，那你得小心不要花太多时间独处。如果相反，你的生活排满了社交活动或与工作和家庭相关的活动，那就有必要单独呆上一会儿。

送礼物。送礼物和接受礼物对于一些人来说是很难有界限的。他们习惯性地花费太多或很小气是因为他们如此地疲倦以至于不能替他人着想。另外，那些具有奉献精神的人继续向那些不回报的人付出，而这只不过增强了无价值感。如果你在这个方面很难设定界限，计划一下你能使用的金额，不要花费更多了，并和你的过度疲劳伙伴一起交流一下关于送礼物和接受礼物的感情反应。

不管是生活的哪些方面——工作、家庭，和家人或朋友相处——设定界限并不是大声喊叫或宣布："不能再这样下去了！"首先为你的愤怒情绪设定界限。如果你还不知道你为什么生气、不知道该怎样改变，那就不要把愤怒的感情表露出来。如果你还不知道要求得不到满足时你该怎么办时，你就不要大喊大叫或提出要求。例如，如果你有一个同事经常不回邮件以至于影响到你的工作，你很生气，在你爆发前你要问自己："我到底为什么生气？万一我说完之后他还是不给我回邮件我该怎么办？"同样，如果你的孩子总是不爱收拾，脏盘子和脏衣服到处是，都等着你去收拾。你可以给他们设定一个惩罚的后果，如果还那样，他们就一星期不能玩他们最喜欢的电子游戏。警告他们，然后严格按照你设定的规则行事。换句话说，如果你的要求没有得到重视，你要想好怎样反应。要准备好坚持做下去，在还没有把这些事情想清楚之前，你先不要把怒气表现出来。

寻找设定界限方面存在的问题，逐个地纠正问题，这些努力会得到回报的，它会帮助你从日常生活的压力中解放出来，建立更加平衡、快乐的生活——这是抗击抑郁症的良药。

增加身体接触

增加身体接触和爱意表达也是战胜过度疲劳的好方法。身体接触刺激催产素的分泌，催产素是一种镇静与舒缓的神经化学物质。与配偶的性行为和身体的亲近也是一种刺激催产素分泌的身体接触方式。催产素也能通过非性行为的身体接触和爱意表达来刺激分泌，如和孩子或朋友拥抱、收到专业人士的短信、和宠物狗或宠物猫玩耍或轻拍宠物，甚至游泳也可以。

将减轻过度疲劳的措施付诸实施

减轻过度疲劳的困难在于，如果已经过度疲劳了，每个小小的改变看上去都在耗费本来不多的精力。所以你准备要作出的改变应该是看上去很小、但实际效果很好、足以带来变化的那种，不管是带来态度上还是精力上的变化。以丽塔（Rita）为例，她的工作表现得到了一个很不好的评估结果，她很肯定这个评估是捏造的，只不过是想解雇她的一个托辞而已。她知道她的薪水是公司最高的，主管早就想用更年轻、工资更低的雇员来取代她。这时她领到一个新的任务，这项任务要求她学习一个非常难的电脑程序——在她原来工作的基础上增加的新工作。因为害怕被解雇，丽塔开始每天工作12—14小时，周末也不休息，目的是把所有的工作做完。她放弃了社交活动，不再进行户外运动，开始变胖（这对她是很不寻常的），也不再做家务或整理院子。疲惫不堪、心力交瘁、筋疲力尽，她一步一步摸索着前行，好像带上眼罩一样。

丽塔后来去看心理医生，那时她非常抑郁，还开始发作惊恐症。我们对她的情绪和惊恐症进行治疗，我们检查了她所承受的压力，评估了她是否可以换一种处理工作的方式，结果发现她没有比目前的方式更好的办法，如果要改变，只能换工作，换一个每天在正常的工作时间内能完成的工作，这对她非常有益。虽然想到会被解雇她一开始很紧张，但她提醒自己如果真的被解雇，她也有足够的积蓄来维持几个月的生活，同时她也可能拿到失业救济。尽管动用积蓄不是个理想的办法，但总比因压力过大而累死好！丽塔后来找到一个工作，虽然没有以前的工作那么有意思，但压力也要小很多，所以她换了工作，给自己一年的时间休息和恢复，然后再去想是否需要找个更有挑战性的工作。她需要先改变她的环境，然后才能真正停止过度疲劳。

乔纳斯（Jonas）的情况更加糟糕。他妻子得了癌症，因为发现得晚，治愈的可能性非常小，但他们想尽一切力量去医治她。他们俩住得离孩子们很远，孩子们自己也很忙碌。乔纳斯承担起了照顾妻子和照顾家的责任。他说他的任务就是不能让妻子住到有消毒水味儿的医院去。因此，他要开车带妻子去医院做化疗，去看各种各样的医生，同时也要完成工作、做饭、打扫和家里的杂事。乔纳斯用光了自己的假期带妻子看医生，却不想请家务假（雇员为照顾婴儿或生病家属用的）以免他们以后需要。

虽然这些都是乔纳斯心甘情愿做的，但他完全透支了精力，此外还要承受可能失去妻子的精神压力。他放弃了所有以前的自我关怀活动或消遣，睡眠不足、饮食不健康，身心疲惫。但他不希望妻子看到自己累垮了，他想掩藏他的症状，或者消除这些症状以便可以继续工作。

显然乔纳斯过度疲劳，但他的环境是没法改变的。所以他所需要改变的是自己的处理方法。"我只不过想把所有要做的事情认真地做完而已。"他哀怨地这样说道。我们讨论的第一件事是谁能帮助他。因为他是教堂的名义会员，他同意给教堂打电话看有没有志愿者愿意帮忙。他发现好多人都愿意开车带他妻子去看医生，这样他就不用占用他的假期了。他发现这对他的妻子也有好处，因为她一直为成为他的负担而感到内疚。我们也问他为什么不让子女们帮忙，他犹犹豫豫地给孩子们打电话让他们过来。出乎他的意料，他们都很高兴自己能做点实际的事情，他们安排时间轮流过来陪伴自己的妈妈。他们的到来也让乔纳斯有机会不仅只谈论病情，还了解了家庭生活中快乐的部分。他没有意识到孤独让他付出了代价，直到他看到屋子里又充满了他所爱的活泼的人们。

　　乔纳斯也和他的妻子谈论当时的情况。当他后来和她交谈的时候，才发现妻子很担心毁了他的健康，当然这让她也不好受。乔纳斯从来没想过如果他心情好、身体好，妻子也会从中受益。所以他同意走出去，在外面活动活动，他又开始在周末骑自行车锻炼身体了。

　　一旦他打破了自己认为责任都是他一个人的古板想法，乔纳斯就能在一个基本无法改变的环境中改变自己的行为方式，而这些变化累积起来的结果使他从过度疲劳中恢复平衡，他的抑郁症减轻了，他的健康得到了恢复，他也因此能够长久地对妻子进行照料。

　　给过度疲劳降温是一个长期的过程。改变行为并不容易，但这可以减轻压力、减少疲劳，最终帮助你摆脱抑郁。最艰难的部分是从你可以成功完成的小事做起，长时间地坚持下去。如果你可以做到，你就可以很安稳地扭转过度疲劳产生的过程，学会避免过度疲劳在未来再次发生。

第六章

第四招： 活动你的能量

　　我的一个病人虽然病情有所好转，但仍然没有彻底摆脱抑郁症，有种她称之为"抑郁症低落"的问题老困扰着她，有些时候当她早上醒来，觉得浑身无力，不想起床。唯一能够让她动起来的动力是，她知道她会为了起床去上班而感到高兴的（因为这意味着她还有工作）。跟很多别的抑郁症病人一样，她也需要一些方法去动员自己摆脱抑郁症的纠缠。

　　大部分类型的抑郁症都出现精力不足、对任何事情都没有兴趣的症状，这会造成病人不爱活动，表现为有的人每天都拖拖沓沓，明明知道应该做的事情却都没有做。这在原发性抑郁症或情境性抑郁症的恶化阶段很常见。当你不爱活动时，你对任何让你去尝试新事物的建议作出的反应、甚至会大声说出来的是："这有什么用？"无望感从各个方面表现出来。即便你曾经觉得有趣、觉得好玩或者给你带来成就感的事情现在看上去也根本不值得去做了。明知会让病情好转的事情你也不愿做。你缺少的是开始行动的能量。

　　抑郁症的神经生理机制——尤其是基底神经节、前额皮质血清素和多巴胺水平较低——造成了能量低的状况，身体上出现"生病"的感觉，从生活中得不到乐趣。低能量和活动性差交叉作用形成了一个向下的螺旋，身体上的消极使得情绪变得更加消极。在抑郁的时候你的活动越少，你就越不愿意活动。逆转消极螺旋是治疗抑郁症的首要方法之一。想法和行为的改变会产生直接的效果，因为不管想法还是行动都能刺激大脑。如果你开始觉得有希望，这就会从精神上对你有所推动，如果能够让身体活动起来，你能惊喜地看到抑郁症病情的缓解。

　　如果你感觉到自己不愿活动，这正是你需要别人的帮助来改变消极向下的螺旋的时候了。虽然你可以让家人帮忙，但有时候配偶或父母对患抑郁症的家人所作出的反应并不好，尤其当病人已经患上抑郁症一段时间时。家人会对你的绝望作出反应，但他们可能将抑郁症与自己或你对立起来，认为你不相信他们值得你好好活下去；他们也可能站在你的对立面，很生气你变得绝望，因为他们知道你是有能力的人。如果你没有任何好转，他们就会在沮丧中举手投降放弃（不管是实际上还是比喻）。因此，你最好找一个心理治疗师或心理咨询师，他们不会将你的抑郁症与私人感情联系起来。此外，我们这些医疗人员在接受临床训练之初即被教导不能因沮丧而举手投降放弃！一个心理治疗师会了解你不爱活动的情况，听取你对事情感到绝望的想法，帮助你轻松地做出改变，提高身体和精神上的活力。关键是你要借助别人的指点和鼓励所带来的力量向前迈进一步。如果你不找心理治疗师，不管怎样你也要找一个能鼓励你的家人或朋友，利用那个人的能量来帮助你克服倦怠的心理。

　　不管你是独自去克服还是从别人那里得到指导或鼓励，战胜抑郁症的好办法是一定要动起来。下面要说的观点跟本书中其他很多观点一样：简单，做起来却不容易！但即便是去简单地尝试一下也会让你对战胜抑郁症变得更加乐观。

将"我不能"变为"我不愿"

　　在尝试这个方法时你可能需要些帮助，因为需要你去对抗自己无望的态度，不管你是对自己说还是跟帮助你的人谈话，要记住一点：虽然与一个无望的人对抗看上去有点残忍，但如果是那个人不愿意活动，人们所能做的最有同情心的事就是让他／她活动起来。不愿意活动是大部分患有抑郁症的人出现的状况，这是一个很糟糕的状况，但如果你觉得没有能量去作出改变会变得更加糟糕。

　　这本书的很多地方我都谈到了语言对情绪、思想和行为的影响。如果你在与自己对话时使用消极的语言，尤其当你对自己说你很没用、情况更是毫无希望时，就会阻止你去考虑任何可能采取的行动。你在听一个抑郁症患者说话时，你经常会听到"我不能"这句话，但其实行动起来的过程非常简单，只要将"我不能"变为"我不愿"即可。对，就是那个意思，建议你大声说出来！

- "我早上不能起床"变为"我早上不愿起床"。
- "我感觉不到热情"变为"我不愿意感到热情"。
- "我不能做功课"变为"我不愿做功课"。
- "我不能让自己去找工作"变为"我不愿让自己去找工作"。
- "我不能洗盘子"变为"我不愿洗盘子"。

大声说出这些句子，感受一下当你说到这些语句时心里有什么不一样的感觉。这样做的目的是产生一种权力和选择的感觉。当你说"我不愿"而不是"我不能"时，你真正的意思是："我能自己控制自己的行为和思想。"那就是"我不愿"的全部含义。

这是一个小的改变，但能带来大的影响。即便抑郁症病人是真的昏昏欲睡，身体的疼痛不可否认，他们也能活动，他们只是没动而已。说"我不愿"是让大脑听到"我可以"的声音，而这增加了活动的能力。语言的变化让你有了行动的力量，因为你的大脑相信你所说的话。说"我不愿"是承认你有选择的权力。权力和选择的感觉对消极、无用和绝望的想法是有利的较量。你不能消极地等到生活自己发生变化。你必须现在就开始做你能做的事，这样会让你感觉更有力量。仅仅改变你用于描述所做事情的语言就能使你进入到可以进行选择的状态——你有控制能力，而不是抑郁。

"我有选择"

作出从"我不能"到"我不愿"的转变的另一个方法是对你所说的没有办法的事情找出解决的方法。能力不够和没用这把双刃剑切断了你改变当前不幸遭遇的能力。你需要别人帮助你调动你的创造力、解决问题的能力以及决策能力来了解该怎么做。患上抑郁症之后，心智能量低下意味着什么事情都想得不太清楚，解决问题看上去是不可能了。想法陷入僵局、反复纠缠。而一旦知道了怎么做，行动就出现了。

当身体能量较低时，就需要提升心智能量了。当你认为自己有选择的能力时心智能量就会自动出现提升。如果遇到工作和婚姻上的问题，你可以改变你所做的事情。但如患有抑郁症，你就不会这么想了，你告诉自己你"不得不"做着你并不想做的事情。

如果你选择继续呆在一个不好的环境中，你认识到你能控制，也就不会那么无助了。"我不得不继续做这个工作"和"我不能搬离这个小镇"听上去就比较无助。"我选择继续做这个工作"和"我决定暂时不搬离这个地方"听上去就有力量。这看上去很明显，但如果患上了抑郁症，就看不到这一点了。最难的是你不仅口头上要说"我选择"，而且要真正认为你选择去做你不喜欢的事情。

做一个头脑风暴的练习，看一下你是怎样积极地选择目前的行为方式的——不要忽视任何你可以做的事情。如果你在工作中陷入困境，你可以考虑下面这些选择：

- 我可以今天就辞职不干了。

- 我可以请一天假，在家里看看书。

- 我可以辞职，在咖啡馆找份工作，那里的人们更友善，生活开销也小一些。

- 我可以跟老板说，如果不给我升职我就走人。

- 我可以拒绝加班，这样留给自己的时间就会多些。

当人们在头脑风暴时他们会为这些想法一一辩解为什么行不通，直到想完所有的主意。但在抱怨想法行不通的时候，隐藏的含义却是你正在做出选择。比如，"我不能拒绝加班！否则我会被解雇，但我需要这份工作带给我的经济收入。"这些话语可以换个说法："我选择加班因为我想要一个稳定的收入来源，不想有被解雇的危险。"

"我不喜欢它，但我会去做"

不能因为你选择继续停留在一个不好的环境而意味着你就要去喜欢那个环境。这不是非得将一件坏事情说成是好事，你可以不喜欢它。想想那是种什么感觉。事实上，你可以大声地把这句话说出来："我不喜欢它，但我会去做。"这是个肯定句，也是力量的体现。"我选择"是一个很大的动员因素，将解决问题的大门打开，决定去应对困难。即便你决定硬挺到底，这也是你自由意志的决定，是力量的体现。

我的一个病人，奇吉塔（Chakita），是做体力工作的，虽然她不喜欢这份工作，但她需要它。她必须先完成副学士学位才能找个更轻松的办公室的工作。她很郁闷，总觉得整个世界都在跟她作对。但当她意识到她是选择了这个工作而不是选择没有工作时，而且她说出来"虽然我不喜欢，但我会去做这份工作，直到我能找到更好的"，她就感觉不那么受到工作的拖累了。

活动起来

1. 从"我不能"变为"我不愿"。

2. 认识你的选择。"我可以选择做现在正在做的事情，也可以选择做别的事。"

3. 如果出于某些原因你必须要继续做下去，但你可以不喜欢这件事。"我不一定要喜欢我选择做的事情。"

放下面临的问题

很多人当他们难以招架有压力的环境时就陷入了停滞。过多的压力影响到我们找到问题解决方案的能力、作出有成效的选择的能力以及推动能量继续活动的能力。对很多人而言，过度的压力是抑郁症的导火索。不管这种压力是持续性的还是短暂的，都能打击你的应对能力，让你感到招架不住。活动能量去处理问题需要一个新的视角。但是如果患上抑郁症，你的大脑总是在反刍，你的分析、解决问题的左脑过于依赖主管情感的右脑。这些特点都对有效地解决压力大的棘手的问题有害无益。

有没有人鼓励过你放下你不能解决的问题？结果证明，这是让你能够换个角度的好方法，允许你的主管逻辑的大脑从主管情感的大脑那里得到一点空间。有几种放下的方法。你可以"把问题留在第二天解决"，也可以在做别的事情时让潜意识给你做决定。放下一个问题可以让你找到新的解决方法，这个新的方法可能一直都在，只不过你没注意过而已，它也可能是一个全新的有创意的解决难题的方法。

赫伯特·本森（Herbert Bensen）和威廉·普罗克特（William Proctor）（2003）把这种方法叫做"突围原则"。他们认为，如果一个处于压力下的人能够放下问题或向问题投降，转而去做一些完全不同的事情，让心灵与身体对这个问题的连接都停顿10—20分钟，这时其实会产生神经生理变化，让你获得新的想法。大脑会释放一氧化氮来对抗压力。这种神经生理活动会引起心理和生理上的放松，为转换思维方式做准备。

他们的研究显示了这种对反刍、不堪重负以及抑郁的认知方式进行干预的神经生理学基础。事实上，本森和普罗克特相信，有意识地放下会对行为和思维产生永久性的转变，还可能伴随着超越自我的高峰体验。如果你获得这种结果，你就得到了从抑郁症中康复的好礼物。

当你感到不知所措、心理或情绪上都不堪重负时尝试一下下面这些方法。

1. 停！不要再努力去解决这个问题了。

2. 做一做完全不同的事情。找一件你想做的事情，如在门廊上坐一会儿，或走一走、游游泳、听听音乐、做个祷告或沉思一会儿。最好做一个重复的活动好让你用上所有的兴趣和注意力。这不需要很多的力气，因为这本来就是一件你喜欢的事情，甚至在没有精力的时候你也可以做。持续做上一会儿。（本森和普罗克特的研究建议做10—20分钟就足够了）

3. 看看你的想法发生了什么变化。当你回头来看你要解决的问题时，你可能找到了新的解决方法。

放下正困扰你的难题

1. 停！
2. 花时间做点完全不同的事。
3. 看看解决问题的方法有什么变化。

利用你未来的能量：从小事做起，集中关注事情的结果

行动是需要力气的，在抑郁症的康复过程中，如果体能不足，活动起来是个挑战。如果人们认为自己没有力气，他们就会回避一些事情。抑郁症的倦怠更倾向于是精神上的，而不是体力上的，但你仍然觉得动不起来，不能完成日常的活动。最终，事情没有完成的重压使得人们更加不能活动了。放在一边不愿做的事情通常包括打电话、写电子邮件、做作业、做家务、付账单、开发票、整理费用报告等。一个人怎样才能从一大堆"没做的"事情中脱

身出来呢？

首先，选一件只需一点点力气就能动起来的事，能够一次做完的事情最好，如把盘碟从洗碗机里拿出来、付电费、回访客户、去洗车，此类种种。即使只是件小事，也要选择一个你知道你能达到的目标，只要做完这件事，你就能获得完成任务的内在的成就感。

现在来设想一下当一件没做的事情做完会是什么样子。问问自己："如果我去做这件事会有什么感觉？这件事情做完了会有什么感觉？"具体一点，在心里设想那时的感觉、想法或身体的感触，如抽紧的胃变得舒坦，或你会感觉变得轻松。比如，如果你打完那些工作电话，你是否会觉得自己有能力、能够稳定地做现在这份工作了呢？如果你给信用卡公司电话告诉他们你的还款计划，你是否不再一听到电话铃响就会害怕是催账公司？每次你发出一份简历，你是否会觉得你为自己创造了一次工作机会而不再感觉自己无人知晓了？这些想法想得越形象越好。

接着要集中注意结果。不要担心还不知道怎样或什么时候做这件事。相反，只想做完以后的结果是什么。你不但会感觉很好，而且会在减轻了压力之后有成就感。比如，"如果我能自己付完账单，我就会心安理得地看电视。""如果我完成家庭作业，晚上我就能上网。"在心里想象你的感觉，以此为目标，开始动手去做事情。如果你选择一个一次性的任务，你完成这个活动的可能性是非常高的。

完成任务以后还要引起注意。如果你很抑郁，你很可能会忽略完成一件小事或从任务单上划掉一个任务时心里小小的、好的感觉，刻意去注意一下你完成每个小任务之后感觉到的轻松或快乐，这将激发你的动力、让你向着正确的方向继续前进。

应用你未来的能量

1. 选择一个要做的小任务。

2. 在心里设想一下任务完成后你会有什么感觉。

3. 集中注意力在结果上。

4. 完成任务。

5. 注意完成任务后你感觉到的轻松和快乐。

瑞安（Ryan）就是一个很好的例子：他不愿意做数学作业，因为作业看上去总是太多了。即便是过不了这门课的危险也没法点燃他做作业的热情。一个学期下来，作业越堆越多。我们找到了让他进行改变的小步骤。首先问他的老师他是否可以通过考试，为了通过考试他需要交哪些作业。了解面临的任务可以减轻他的恐惧感，也可以改变他认为努力没用的想法。老师肯定地说瑞安在考试中考得很好，只要他把以前的作业交了就可以得 C，如果期末考试考得好，还可以得 B。让人无法忽视的是，他听到这些后显然变得轻松起来。得 B 的设想让他感觉很好，但事情还没有完。他还是需要做作业，所以我让他想象如果完成哪怕一道作业题会是什么感觉。他认为做完一道题会让他心头的压力变小。本着"做一道"的想法，他可以坐下来做作业了。果然不出所料，他做完一道作业，就感觉非常轻松。通过设想完成每一道作业后的轻松感觉，他就可以一道一道去做了。随着他继续努力，他能够完成作业的感觉也变得越来越强烈。

开始滚动火车车轮：奖励你自己

抑郁的大脑比健康的大脑所分泌的多巴胺——这种让人"感觉好"的神经化学物质——更少，所以抑郁症病人也不能从生活中得到应有的乐趣。同样，低水平的血清素意味着更少的成就感。为了让自己更容易地被动员起来，你需要奖励自己向最终目标做出的每一个最小的努力。

设想一列很重很长的货运火车，一个很强大的火车头来拉动它。当火车发动时，将火车沿着轨道拉动，车轮在第一个回合转动非常慢。第二个回合车轮快了一点点，然后又快了一点点，随着每一次的转动车轮越来越快。这很好地形容了如何让抑郁的人活动起来的过程。

问题的关键仍然是从小事做起。一下子做一件大事对你来说过于艰巨了。清扫整个屋子、清洗所有的盘子、给所有的账单付账、写完工作中的费用报表、完成所有的家庭作业——如果你认为你必须一次性做完其中的任何一件，这都艰巨和复杂得让人难以承受。相反，如果只做每件任务的一个小小的部分，那还是可能做到的。我们以干洗为例，首先将干洗涉及的每个小步骤列出来：（1）

把需要干洗的衣服找出来;(2)把要干洗的衣服放到洗衣机里;(3)把衣服放到烘干机里;(4)把衣服叠好;(5)把叠好的衣服收起来。

　　然后，在完成每个小任务之后都要奖励你自己。从你一直在做的事情中去找奖励你的方法。你可能整个周末都在看体育频道，躺在沙发上看重播。在电脑上玩纸牌游戏，看书，或上网。你在做着一些可能并不是你希望自己做的、没有意义的事情。

　　你在抑郁时所做的事情是让你转起来的关键。做那些事不需要很多的能量，却能给你足够的奖励让你坚持做下去。你要做的就是答应自己，只要完成某个任务的一小部分，就可以躺在沙发上休息或继续玩纸牌游戏。如果你让自己随心所欲地玩上 15—30分钟，然后再做接下来的那个小任务，效果会很好。比如，整理要洗的衣物，然后去玩纸牌休息一会儿。把衣服放到洗衣机里，再接着玩一会儿。把衣服放到烘干机里，再去做点别的你喜欢的事情，比如看看电视上正在播放的棒球比赛。如此下去直到把整件事情做完。

　　最后，选择一个你可以检查任务完成情况的方式。如你可以写一张任务单，把完成的任务划掉，以便检查自己的工作进展。但如果你的抑郁症很严重，你可能需要一个朋友或家人帮助你。告诉那个人你的目标是什么，让那个人来检查你是否达到了目标。

　　卡拉（Carla），一个母亲和家庭主妇，她很抑郁，也因为在家里其他的人上班或上学的时候，自己整天坐在电脑前玩游戏而感到很愧疚。她很希望自己干洗一下衣服，再把衣服熨一下，因为衣服很快就堆成了小山，这是她整天无所事事的很明显的证据。让我们像上文说的那样将任务分解，她每完成一项任务就能玩 15 分钟电脑游戏。记住，奖励她自己的方法是让她做她抑郁时在做的事情，只不过她要求自己在做这些事之前要完成一个小小的活动。当她熨衣服时，她很惊奇地发现，她可以一口气熨几件衣服了而不只是一件，因为她通过奖励自己已经让车轮转起来了。

做完一件事情获得奖励会让你充满能量并活动起来。你做的事情越多，你能做的就越多。

准备好泵机、给电池充好电：用好你的双手，了解你不喜欢的事情花费的时间，"广告时间"

准备好泵机的原则是：在启动泵机之前往泵机里加点燃料，这对调动抑郁中的你而言是个很好的比喻。为了产生能量，先要投入一些能源——这会让你得到的比投入的更多。同样，像给电池充电一样，你先增加一些能量以便此后完成一些事情。

用好你的双手

当你因为抑郁而感到体力透支时，无论做什么事情都让你觉得难以招架，这种感觉使得你什么事情也不愿做。你身边的工作不断累积，只会让你感到更加心力交瘁。就像一个用光了电的电池一样。如果想要它提供能量来驱动别的东西，就必须给它充电。

如果你身体里的电池耗尽了，你上哪儿再次给它充电呢？

其中的一个方法是开始用你的双手做事情。体力活动比脑力活动更能刺激大脑的激励中枢（Lambert，2008）。所以去找一件需要用手完成的事情（在键盘上或黑莓手机上打字不算在内），如洗碗、做饭、整理花园、建造个什么东西或修理什么东西，做些艺术方面的事情如画画、编织或做鱼饵，等等。

你要做的这件事应该是你喜欢的一件事。在抑郁的时候选择一件你喜欢的事做起来会更加容易。并不是每个人都抑郁到什么事情也做不了。所以选一件即便你在抑郁的时候也愿意做的事情。事情的完成对你越有价值，就越能激发你做事情的成就感。对有的人而言可能画一幅画比整理车库更有价值，对另一个人却可能正好相反。不管你喜欢的事情是什么，你需要从动手做这件事的过程中促进多巴胺的流动，得到积极的感觉。而因此产生的能量要提供给你从事其他的活动——其他不如这件事有意思的活动。

了解你不喜欢的事情花费的时间

如果有些事情并不是你喜欢做的，但完成这些事却有助于改变你身边的混乱局面，试着看看完成这些事需要多少时间。付完邮寄来的三张账单究竟需要多少时间？把装麦片的盒子折好扔进可回收垃圾箱中要多少时间？而铺床、把碗碟从洗碗机里拿出来、拿报纸、刷牙又要多少时间呢？上班时，把发票信息输入电脑、查看邮件、把目录册放到书架上或把文件放到柜子里都需要多少时间呢？你会发现，这些事情花费的时间比你想象的要少得多——很可能是可以用秒而不是以分计算的。一旦了解了一件事情需要花费的时间后，就养成这个习惯：每次当你看着一件事情叹气，因为你觉得这件事太麻烦时，你问问自己是否可以抽出哪怕一点点的时间——仅仅 30 秒的时间去完成其中的一个任务——之后你就可以爱坐多久就坐多久了。

我的一个病人精力是如此之差以至于她任凭从商店买来的日用品放在桌台上——有时甚至一放就是好几天——也不把它们收起来。我让她去计时，看看把一瓶饮料放到食品架上需要多少时间。"所有的东西都需要放好，为什么只放一瓶饮料呢？"她奇怪地问。我告诉她以后再回答这个问题。"现在就放一瓶饮料！"她非常惊奇地发现只花了 4 秒钟，就把一瓶饮料放到了食品架上。她的经验是每次她在厨房的时候都问自己有没有 4 秒钟把一件东西放好。当然答案每次都是肯定的。桌台上很快就不再堆放杂物，变得整洁起来。

"广告时间"

最有效的充电方法是我称之为"广告时间"的活动，这个方法适用于家里乱糟糟的人们，而他们为生活在一个杂乱的地方而感到很烦恼。利用电视插播广告的时间，你可以让周围环境变得更加赏心悦目。

1. 看看你的四周，看有什么是你希望你做但你却不想做的。

2. 把这些事情写下来。只要花几分钟的时间就可以把你看到
   的事情写下来：桌上碗碟没收拾、地板上散落着报纸、干
   洗完的衣服没有叠好、鞋子和袜子散落在客厅里、报纸没
   有整理、账单没付，等等。

3. 然后在看电视时，每当电视播放广告时，你就做一件事情。
   只在广告播出的时间做。广告播完，你也可以放下正在做
   的事情继续看电视，直到下次播放广告的那三分钟，你再
   起身继续做那件事。如此反复直到事情做完，你就可以把
   它从清单上划掉，再开始做下一件事。

4. 如果你真的觉得累，那就只在一个电视节目的广告时间做
   事情，在观看下一个或下几个电视节目时都不要动。

你会很惊奇地发现，一个晚上的广告时间你完成了多少事
情。三分钟的广告时间加起来很可观，但你不会觉得你每次做那
些事情时费了很大力气。这甚至可以作为一项有趣的家庭活动
（是真的！——可以组织个小小的比赛），你可以让家里每个人都
在广告时间起身去做点事情。我认识的一个妇女把这个活动变成
了游戏，每次广告时间她都宣布"闪电行动"，她的孩子们就满
屋子去找整理屋子的活儿。他们向自己挑战，争取在广告结束前
把碗碟清理好并把它们放到洗碗机里。即便是你一个人，当你完
成这些小小的事情而让身边变得更整洁干净时你也会感觉更加
舒适。

锻炼身体

锻炼从各个方面来说对健康的关键作用，怎样强调也不过分。我甚至都不想在这里列举其种种益处，但我想说的是，锻炼为什么对于活动我们的能量很重要。锻炼可能是唯一最有效的击败抑郁症的方法，锻炼也是战胜疲乏的最好的方法——只要你愿意坚持锻炼。

锻炼和服药一样有效

就像选择性血清素再吸收抑制剂一样，锻炼能提高大脑内血清素的水平，虽然二者起作用的方式不尽相同。在对抑郁症病人的研究中，发现锻炼对血清素不正常的病人能产生更为积极的影响（Kiive，Maaroos，Shlik，Toru，& Ham，2004）。锻炼同样能增强脑源性神经营养因子以产生更多新的脑细胞，从而分泌更多的血清素。此外，它还能增加流入大脑的血液，这影响到大脑健康的很多方面，它不但可以影响大脑各部分的功能，也能影响神经递质水平。心理治疗师开始了解到，锻炼对于心理疾病康复的效果，跟其他应用的干预方法一样好（Batholomew，2005；Cynkar，2007；Penedo & Dahn，2005）。除此之外，锻炼提升的自我效能感反过来也会增强病人在其他方面为自己负责的意愿（Craft，2005）。

锻炼是减轻压力的一个主要方式

非常多的研究表明，锻炼在很多方面都对身体和心理健康

有益，它能帮助我们保持健康，增强我们的学习能力（Ratey &
Hagerman, 2008）。锻炼同时对减轻压力也有积极的作用。心情容
易烦乱的抑郁症病人从事一些体力活动比坐着不动能更好地减轻
压力。体育锻炼是最好的，因为锻炼能长期地缓解压力。在压力
很大的时候，体育锻炼还能用掉应激反应释放出来的过多的体力。
强烈的活动可以用掉应激反应释放出来的肾上腺素，有利于消除
体内的有毒皮质醇。它还有利于避免压力引起的发胖。强烈的体
育活动有利于放松，因为肌肉经过锻炼后得到伸展，随后就会感
到放松。锻炼几乎没什么坏处。

要进行多大量的运动呢？

虽然过度运动与运动不够一样都有害（Talbott，2002），美国
运动医学院（ACSM）和美国心脏协会（AHA）的报告指出，不
足 50％的美国成年人能够达到心脏健康所需的体育锻炼量的最低
要求（Haskell et al., 2007）。尽管至今尚没有为大脑健康设定体育
锻炼的量的标准，但与保持身体健康同样的锻炼量对缓解焦虑症
也有积极的作用（Manger & Motta, 2005）。迈克尔·奥赖尔登
（Michael O'Riordan）引用了 ACSM/AHA 近期的研究成果："为
了增强和保持健康，ACSM／AHA 的研究小组建议，18—65 岁
的健康成年人需要每周进行 5 次、每次 30 分钟的中等强度的体育
锻炼，或者每周 3 次、每次 20 分钟高强度的体育锻炼"（2007，
第 2 页）。也可以综合几种锻炼的方法，可以每周快走两次或进行

能明显增强心跳的活动 30 分钟，然后在另外两天慢跑 20 分钟或进行能够引起呼吸加速的运动或明显增强心跳的运动，这样也能达到建议的要求。因此充分的运动量是：每周运动 5 到 7 天，以70％的最大心率为标准每次运动 25 到 45 分钟。

如果你不能进行体育运动

虽然体育锻炼对身体和心理的健康都很有好处，但有些人却不能从事体育运动。这并不意味着这些人的运气很糟糕。证据表明冥想对健康也很有好处（Benson & Proctor, 2003; Seigel, 2007）。每天 2 次花 20 分钟冥想，会为大脑带来意想不到的好处——因此对抑郁症也很有好处。瑜伽是另一种增强心理健康的方式，它能平衡能量的流动，鼓励冥想，建立起强壮、灵活的身体。练武术的人也认为练习很有好处，比如跆拳道被认为能够提高脑内啡的水平，从而提高多巴胺的水平来增强健康。

总而言之，锻炼能够：

- 减少压力带来的有害影响；
- 通过增强血液流动来增强健康的大脑活动；
- 维持身体健康，能够很好地对抗压力；
- 提高自我效能的感觉。

开始体育锻炼

对于那些不经常锻炼的人，最大的问题是怎样下决心开始。

首先去了解一下锻炼的重要性，这会有助于增强锻炼的意愿。因此，为治疗抑郁症而花时间锻炼身体不但有道理而且很重要。记得大脑有前扣带回和眼窝前额皮质这两个负责为解决问题产生新方法的区域。如果人们得了抑郁症，这两个区域就不再起作用。前扣带回这个区域总是给出"我不能"的信息，而眼窝前额皮质也不能产生新的解决问题的方法。因此需要推动大脑来激发锻炼的动力。这个问题的答案是用意向（前额皮质这个执行决策者的工作）来做决策，即便在没有动机的情况下也要开始锻炼。花点时间进行了解，同时也培养一点动机来尝试这个方法。

对于不爱锻炼的人，可以从遛狗开始，每天带着小狗多走一个街区或多走 5 分钟，或者坐公交车时提前一站下车。也可以在与治疗师见面时一起走一走，体会一下是什么感觉。试一试哪种运动最适合你，然后承诺一定要做这种运动。如果你不知道到底选择哪种运动，你可以尝试一下下面这些方法：

- 问自己："我到底喜欢哪种运动？"（如果答案是"都不喜欢"，想想你以前是不是喜欢过什么运动。）开始的时候不要排斥任何事情。还记得什么好玩的运动吗？孩童时代在院子里玩的那些呢？记得骑自行车的快乐吗？玩过网球、其他球类或游泳吗？

- 你有什么机会做这些运动呢？想一些你可能会喜欢的运动，即便你可能并不是真的在做那项运动。你也许学生时代曾在公园里玩篮球呢。你能在公园里投篮吗？在院子里呢？参加一个成人的社区篮球队？发挥想象力，想想有什么机会。在治疗时和治疗师聊聊，也可以跟家人朋友一起聊聊，他们会帮你想出一些办法。

- 你要和谁一起做这些运动？有个运动伙伴既可以增强你运动的兴趣也可以增强你的责任感，但如果你是刚刚开始做这项运动的话可能会有点问题。在你发现自己不如别人时，你可能会有点尴尬，尤其如果你有社交焦虑的话。但即便是你答应与朋友在健身房或田径场见面，与朋友同时开始运动并同时结束，这也会有益处。如果你有足够的经济实力，请一个教练来教你会是个很好的开始，因为教练知道你该锻炼到什么程度，而且会鼓励你。有个依赖你的人看着你总能让你走出去锻炼的可能性变得更大些。

- 做决定！在锻炼身体这个问题上你能做到的最大的努力是什么？每周你都要问自己这个问题，直到你达到每天锻炼 25—45 分钟、锻炼强度达到 70% 最大心律的目标为止。每周的目标应该逐步增加，即便增加的量很少也要如此。这同样可以增强动力，因为成功会让人愿意做更多。

- 制订一个行动计划，承诺按照计划进行运动。最好找另外一个人，负责问你的进展情况。这个人可以是治疗师，也可以是家人或朋友——任何你可以信得过的人，他们会检查你是否坚守了自己的承诺。你承诺这周要完成什么任务呢？

- 怎样监督你每天的运动情况呢？一个方法是在日历上记下

来你做了些什么，或者在便签纸上写下来，放在你看得到的地方。

- 评价你取得的进展，在纸上写下下一周的计划。

杜安（Duane）感到非常愧疚，他因为失业而患上了抑郁症，整个冬天都是"沙发土豆"。他重了30磅，他也不再在冬天寒冷的日子里遛他心爱的小狗。他相信锻炼可以让一切都变得好起来：抑郁症、发胖和愧疚感。我们动员他先去遛狗，以此作为锻炼身体的方式。他同意了，认为这有必要（意愿），并认为自己能做到这一点。所以他开始每天围着街区走一遍。看到小狗很高兴，他就有了走得更远一些的动力。他承诺每天都多走一点点直到达到锻炼的最低标准。由于他感觉很好，因此每次散步完了以后，他开始慢跑一小段。几周之后，他就眼见着并感觉到一切都在改善，这使得他有更多的精力出去找工作。

锻炼

1. 让自己了解到锻炼的重要性。

2. 找一种你喜欢的运动。

3. 你做这项运动的机会有哪些？

4. 决定你在锻炼身体这个方面每天能做出的最大努力是什么。

5. 可能的话找个伙伴一起运动。

6. 制订计划运动，承诺按照计划运动。

7. 对自己负起责任。记录下你做的运动。

8. 评估你的进展，逐步增加你的目标，直到你达到了最佳运动量的目标。

吃些东西——不管吃的是什么！然后吃些对的东西

另外一种获得能量的重要方法是吃东西。虽然一小部分抑郁症患者过度饮食，但大部分患者都不爱吃东西。抑郁症的身体征兆就跟身体生病很相似。发生的化学反应——可能是压力带来的，也可能是痊愈的疾病或是手术引起的，或是其他的原因——使得大脑分泌一种类似你生病了一样的神经化学物质，而其实你并没有生病。你生病时的感觉是什么呢？在一个晴好的天气，一个非常适合网球运动或在花园里干活的天气，你却只想躺在沙发上。你不想吃东西，甚至连电视也不太想看，电子游戏也不想玩。但你实际上并没有生病。你吃东西不会呕吐的。你也不需要保留一些能量来对抗感染。

如果你不活动——尤其是不吃东西——你就会失去能量。不吃东西造成血糖过低，这会在你的动力和情绪中表现出来。你会感觉更加消极，而要摆脱那种感觉也会变得更加艰难。如此下去，你会觉得情况看上去无可救药。这对于情感上遭受重大打击的病人是很普遍的现象，如与爱人的感情破裂、失去工作、家人去世等。他们不愿吃东西，躺在沙发上，感觉到心脏和胃部的真正的疼痛。

不吃东西只会让这种打击对你的伤害更大——不仅如此，更加糟糕的是会让你感觉好像再也不可能从打击中缓过劲儿来。不吃东西、血糖不能保持在一个正常的水平，任何事情看上去都很暗淡。处于这种境况中遭受失去亲人痛苦的人需要改变一种新的思维方式，要明白世界上还有另外一些可能性。他们需要继续生活下去的动力。所以这种时候一定要吃东西。任何东西。不要担心营养——这种情况下人们最不需要考虑的就是营养的均衡。这是我唯一主张吃快餐或甜食的时候！只要找到最容易找到的东西，然后吃掉它。如果你能找到的是个苹果，那很好，但通常能找到的是免下车餐馆的汉堡包、奶昔或从自动售货机里买到的块状糖果。一旦血糖上升，世界就不会再如此灰暗，心痛也不会那么地不可忍受了。而继续生活的动力又会慢慢地恢复。

但如果是从长期康复的角度，健康的饮食是必要的。你的大脑需要维生素来维持正常的运转以及产生神经递质（Amen & Routh, 2003; DesMaisons, 1998; Weil, 1998）。最好的办法是从食物中获得营养。记住卡路里和营养不是一回事。如果涉及大脑健康，吃多少远不如吃什么那么重要。从绿叶蔬菜如菠菜中摄取叶酸是血清素必需的营养物质（Delgado et al., 1994; Wolfersdorf, Maier, Froscher, Laage, & Straub, 1993）。如果你正在服用选择性血清素再吸收抑制剂类药物，叶酸也是让药效发挥到最佳水平的物质。还要从颜色鲜艳的橙子、红色和黄色的蔬菜或新鲜的水果中摄取其他的维生素。各种维生素都可以给大脑提供它所需的构建单元。从橄榄油和鱼肉中摄取的健康的脂肪，如鱼油，是广为人知的对大脑正常工作有好处的物质。

你的大脑从你吃的食物中摄取营养，产生神经递质。大部分大脑细胞的生长、神经递质的产生都是在你睡眠的时候发生的。而睡眠时大脑需要蛋白质。由于消化过程以及人体吸收蛋白质的方式，蛋白质要经过12—15个小时才能到达大脑（DesMaison, 1998）。这是另外一个原因解释为什么我们应该吃丰盛的早餐！为了在晚上睡眠时有足够的蛋白质，你需要每天吃三顿，但每顿只要吃3至4盎司的食物即可，相当于一副扑克牌的大小。

然后睡一会儿吧！你的大脑需要晚上睡8小时，不仅是对付抑郁症，而且也是修复及生长新的细胞所需。第五章介绍了睡眠与抑郁症的关系以及怎样更好地睡眠。

你可以每次采取一个小的步骤来活动你的能量，找出你认为即便在抑郁的时候也可以做到的每一件小小的事情。重要的是这些小小的事情会带来很大的益处：一旦你感觉到活动起来，你就会发现继续活动下去变得越来越容易。你就能做更多有趣的事、更多有成果的事。随着活动量的增加，抑郁症就会慢慢消退。千万不要责怪自己只能做小小的努力，尤其如果你患上的是原发性抑郁症或压力引发的抑郁症，你让自己多做一些的想法会给你带来麻烦。你只要记住每次做一件小小的事情、坚持活动就好，这样你就不会再次感觉到招架不住。这也是你生活的一个小小的策略，动手开始去做直到完成生活中的任务，不再为此感到筋疲力尽。你的能量水平会感激你的。

第七章

第五招：告别孤独

孤独既是产生抑郁症的原因，又是抑郁症引起的结果。人们在独处时特别容易陷入反刍中，使得抑郁症的病情变得更加严重。如果不与人交流，也就不会有人挑战你的想法。同时，患有抑郁症的人们对一切都没有兴趣——包括对人。当你对人没有兴趣时，你也不会发出愿意与人交往的信号，别人也就不愿意跟你相处（Zeiss, Lewinsohn, & Munoz, 1979）。人们因为好几个原因选择孤独，而要想改变已经形成的孤独的行为方式，只能依靠对孤独与抑郁症的因果关系的理解。

当人们处于压力之下尤其是长期的压力之下时，他们最终总是会脱离社会交往。他们的家人也许会注意到这一点，会督促他们参与社会活动，但他们会拒绝。社交活动看上去总是很累人，仅仅是从家里走出去也需要太多能量。在压力之下的你需要一些放松的时间。但这有个临界点，超过这个点孤独会强化你已有的抑郁以及空虚的感觉。

孤独对于因童年的痛苦经历而引起的抑郁症患者而言问题更

加严重，因为他们不轻易相信或依靠任何人。自己一个人反而觉得更安全——至少这是更加熟悉的感觉。但以这种方式逃避只不过是向问题妥协，因为这就让你意识不到与人相处可以在多大程度上减轻抑郁症。对于这种情况最重要的是找到在你需要的时候会帮助你的人，培养与人相处的安全感和信任感。

与童年痛苦经历引起的抑郁症相比，创伤后应激障碍抑郁症在与人相处上更加自如一些。但是，独处仍然让这类病人感到更加安心，因为独处可以更好地避开一些让他们回忆起创伤经历的人或物，因此独处可能成为他们的习惯。以上两种抑郁症中，不管哪种都会因为独处而变得更加严重。

恶性循环

对于一些人而言，孤独使得抑郁症更加严重，从而形成一个恶性循环。如果你不快乐，有人在你身边时让你感到烦躁，你很可能会发出烦躁的信号。尤其在家里，由于行为上没有太多的社会约束，你可能会变得牢骚满腹、不停抱怨以及很不耐烦——所有这些都是抑郁症的表现。虽然你想得到一些安慰，但你很难得到别人的安慰。如果你脾气过于乖戾，与人相处时让人不愉快，家人和朋友就不愿跟你在一起。由于你与向你提供支持的人——那些可以缓和你的情绪、给你提些建议、将你的注意力从自己身上转移开的人——接触越来越少，你就更深地陷入了抑郁症之中，使得你与人相处时更加让人不愉快。图 7.1 是对这种强化抑郁症的恶性循环的一个直观表达。

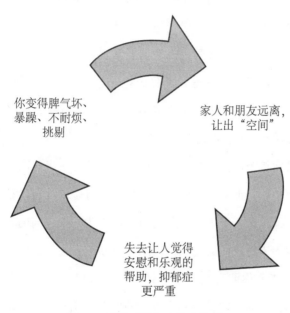

你变得脾气坏、暴躁、不耐烦、挑剔

家人和朋友远离，让出"空间"

失去让人觉得安慰和乐观的帮助，抑郁症更严重

图7.1 孤独对抑郁症的强化循环

内向的人和外向的人

外向的人和内向的人在这个问题上是有所区别的。一个外向的人可以从别人身上获得能量、从外界寻找解决问题的方法和解脱。如果一个外向的人患上抑郁症而不再与人来往，其他人会注意到，并告诉这个人他或她显得跟以往不一样了，人们会问到底发生了什么事。一个外向的人通常参加很多活动，也有很广的朋

友圈子，所以当他或她不再出现，人们会想知道到底发生了什么。

如果并不是外向者自己选择孤独——比如因为一段感情的破裂、失业或疾病——也可能引发抑郁症。外向型的人从与他人相处的过程中得到能量，所以当他们与社会脱节时，他们会觉得生活没有意义，像个孤魂野鬼。他们经常觉得，如果不能与人分享生活的点滴，那些事情还不如不发生。这就意味着通常有意思的事情在孤独的时候就失去了它的魅力。这些情况下，就必须努力保持社会联系，不管那是多么艰难。

如果你是个内向型的人，你通过向内的方法来寻求平静，喜欢从独处中获得能量。内向的人如果参加过多的社会活动会觉得很累，尤其是跟一群人在一起的时候。作为一个内向的人，你需要远离他人来解决压力过大的问题，重新给自己补充能量。但内向并不意味着你就喜欢孤独。话虽如此，但当内向型人患上抑郁症时却更容易变得孤独。你曾经的朋友可能不会那么快就察觉你不再跟他们来往，因为他们知道你喜欢一个人独处。对于内向型人而言最困难的是区分用于恢复精力的独处时间和孤独之间的界限。

成瘾症、抑郁症和孤独

这里也同样需要讨论一下成瘾的问题，尤其是酗酒。尽管很多酗酒的人也在公共场合喝酒，很多人也在聚会或和朋友共处时使用毒品，但成瘾仍然不是一项社会活动。访问色情网站和网络赌博都是典型的单独进行的成瘾活动。从根本上说成瘾是一个以自我为中心的过程，因为成瘾者为摆脱一种不快乐的情绪而寻找直接的解脱，如从使用某些物质或参与一些成瘾的活动得到解脱。不管是用何种类型的活动来改变情绪，一旦人们使用一种成瘾物质或参与成瘾活动来舒缓压力，就会发展为成瘾症。而且因为独处更加便于使用这些物质或进行这些活动，所以很难受到外界评论的干扰。酗酒尤其不会被酗酒者看作是什么问题，酗酒通常会催生孤独，因为这样就不会有社会合宜性对其进行检查和平衡。

社交孤立的人不会向外寻找解脱抑郁症的方法。随着喝酒、网络赌博、色情网站以及其他成瘾行为的养成，人们隐藏其成瘾行为的迹象。这就造成了与真实社交联络孤立起来的现象，强化了成瘾的行为。

喝酒与抑郁症的相互作用成为香农（Shannon）对治疗反应很差的一个重要原因。好几个月以来，她一直都在抱怨孤独，但矢口不谈她花多少时间一个人在家喝酒。每个让她出去和朋友见面或去康复俱乐部的努力都毫无结果；酒精有足够大的力量阻止她结束孤单的努力。她从抑郁中获得慰藉的唯一方式却阻碍她从抑郁症中康复过来。当我们认识到她必须完全戒酒、把她喝酒的习惯当成是成瘾行为进行治疗时，她才有可能最终从抑郁症中康复。这个经历非常清楚地表明，使用酒精、毒品或成瘾行为应该成为评估每个病人抑郁症病情的一部分。

与他人联系：从小事开始

对于处于孤独之中的抑郁症较严重的病人，与他人联系的努力看上去是那么艰难。但是，要赶走加重抑郁症病情的孤独并不意味着你要成为一只社交场合的花蝴蝶。只要从小事开始着手即可。

走出家门

如果你根本大门不出、二门不迈，那么第一件需要做的事情就是走出家门。换件衣服，到外面走一走。这不是锻炼，只是为了看看人们都在外面、在你的周围，在过着他们的生活。关注一下形形色色的人们，看看他们的衣着或行为是否能让你猜到他们正在干什么。

有意识地问个好

你在散步时，如果有人跟你擦肩而过时回头看你，你要冲他们点头并问个好。这不是要开始聊天，而是要承认那一刻与别人的联系。视你住所周围的情况而定，也许你能找个公园逛一逛，也许可以找家小店买件小东西——哪怕只是一包口香糖——向收银员问好，或者向你在电梯里遇到的人问好。

如果你是一个人，你很可能会尽量待在家里，不仅如此，当你走出家门时，你也尽可能避免与人进行眼神交流或社交互动。

走出家门，向人问声好，这是很简单的动作，但可以让你意识到你在世界上并不是一个幽灵。每天都这样做吧。

网络交流

对于患有抑郁症的病人而言，通过网络和社交网站与人聊天是有一定风险的。很多人觉得比网上聊天之前的生活更加孤独了。当看到人们在线下接触、参加活动甚至约会时，社交网站可能增加病人的孤独感。这些人可能比你有更多"朋友"，他们给别人的回复也比给你的多。此外，如果你倾向于用消极的方式来解读一些模棱两可的评论——抑郁症病人通常都很消极——电子邮件、网上聊天或即时信息的评论由于没有能够确定它们含义的语音语调和面部表情，可能会伤害到你的情感。

尽管如此，通过电子邮件或在社交网站上发帖仍然是一个简单而风险较低的方式去取得与他人的联系。在咖啡馆里见面、与朋友打电话聊天都需要能量，而网上交流可以很简短，也不要求你换下睡衣、洗个澡或强装笑颜。从网上发出去联系的触须，伸向社交王国，从而可能带来另一个人的回复。这个回复可能让你觉得别人很高兴收到你的消息，而你也可能因此而感到开心。

赞美别人的优点：意识和行动

摆脱孤独的另一个小小的却能带来很多好处的方法是更加关

注别人好的品质和行为。虽然你不能控制别人的行为，但你可以控制你的注意力。不管最初是什么原因引起的抑郁症，一旦患病，它就会改变你关注的事物，过滤你的生活经历，让你只注意消极的方面，对积极的方面视而不见。这种注意力的变化可能让你远离别人，因为如果你看到的都是别人不好的一面，你怎么愿意与他们相处呢？

只有一个方法来改变这种趋势：刻意地去留意积极的方面。有意识地过滤出积极的因素而不是消极的因素，注意别人身上好的、让人愉快的方面。当你赞扬你所看到的别人身上的优点时，它会产生双重效果：不但会提升对方的自尊，也会提高你自己的自尊。当你刻意地讲出赞赏或感激的话，从而让你感谢的那个人精神为之一振时，你也会因此感到快乐。你知道你做了一件好的事情。

赞扬别人的优点对于缓解抑郁症还有别的益处：

- 增加你的控制感——你能通过这种方式自主地控制你所观察的事情、所说的话。你不需要依靠别人来让你感觉更好。
- 增强感激之心——当你注意到别人的优点时，你会油然而生感激之情，因为别人的优点会让你以某种方式受益。
- 增加自我价值，当你做些友善的事情并注意到别人因此感到开心时，你会觉得体现了自己的价值。
- 会让别人对你更加友善，因此产生更多友善的交流。这是对他人友善产生的积极的社会影响。

这个练习包含三个简单的步骤：

1. 用一个星期的时间去尝试一下。承诺去完成这个任务：即在这个星期的每一天，你都要对你遇到的人作出五个积极的评价，不要警告，不要修正，也不要退缩。这个人可以是你的家人、朋友、同事，也可以是一个陌生人。你的评论可以是对个人的恭维也可以是赞美，如："你对这次会议的准备真充分。谢谢你。"或："你对那个孩子真好。真高兴见到这样。"或者："你来帮助我真好，我真的很感激。"

2. 在一张纸上写下每天的日期，写下从 1 到 5 五个数字。每次你有所评论，都在相应的日期下记录你赞美的对象的名字。

3. 晚上看看这张清单，看你是否还能想起你做过的这五个好的评论。

附录中有用于这个练习的空白表格。

进行这个练习的另一种方法是做五件好事。用每天五件好事来取代每天去注意别人的优点并作出赞美。因为我们付诸行动的事比光用语言表达的事情更让人有成就感，你对别人做的好事会在对抗抑郁症时起到意想不到的好作用。在这种情况下，最好不要想做很大的事情，也不要每天都做同样的事（Lyubormisky, 2007）。小小的随意的事情，比如问别人要不要帮忙拎包，替后面的车交停车费等，会更有效。寻找帮助别人的机会会让你注意到别人的需求，当你帮助别人时，你会感觉很好。小小的自发的对陌生人的友好行为不会让你担心是否有精力长久地坚持下去，对住在一起的家人作出的小小的善举会给你带来巨大的回报，他们会反过来对你更加友好，改善和你每天相处的人们的关系。

加入一个团体

如果你得了抑郁症，打破孤独的最好办法是能立即得到一些社会支持。但如果你已经独处了一段时间，你可能没有什么朋友关系好到可以"强行要求"他们给你些帮助。你也可能在社区或教会之外游荡，与他们也没有建立起任何联系。然而，社会支持对于改变通向孤独的循环至关重要。接受治疗，参加一个提供支持的团体。什么样的团体会提供支持呢？任何能跟你沾上边的团体都可以。比如可以是一个工作方面的俱乐部。如果你有成瘾行为，也可以参加一个 12 步法治疗团体。如果你没有成瘾行为，那也可能家人或朋友在某方面成瘾，帮助他们加入一个支持团体，如嗜酒者家庭互助会，或戒掉可卡因的家庭团体，这种团体还可以戒掉麻醉药成瘾、购物狂、嗜赌、性瘾症等。在成瘾的世界里，只要你能叫得出名字的，就总有一个戒这种瘾的团体。其他的办法有：通过图书馆加入读书会。到社区大学去上个课，在那儿你能找到一大堆适合成年人的课程，学费又不贵。去健身俱乐部，参加一个运动课程。（这会产生一箭双雕的效果。）治疗师在这种情况下会起到关键性的作用，因为你需要有人鼓励和支持你走出孤独，如果没有一个关心你的人监督你的进展情况、在背后推动你，参加一个团体也会太难了。

保罗（Paul）已经跟所有以前有着重要关系的人及团体都失去联系了。作为一个军人，他让妻子和女儿住在离她娘家很近的一个社区里，这样当他拉练时，她们就能离他丈母娘家近一些。两次连续的拉练之后，他退伍了，但是由于他在部队的时间太长，他已经完全失去了跟平民生活的联系。他热爱运动，曾教女儿踢足球，但现在女儿已经长大了，不再玩足球。她现在跳舞，让他根本没有任何方式去参与她的活动。他曾经是教堂一个男性团体的一员，但那是很久以前的事了，现在再出现未免显得很奇怪。他妻子也有自己的社交生活，占用她的时间让他觉得侵犯了她的生活。他消沉地觉得没有他，每个人都过得很好。所以他呆在家里，逐渐更深地陷入他从部队患上的抑郁症当中。

接受治疗时的交谈让他有了一些主意。我问他在公园里、社区大学和教堂都有些什么活动。我想了解的是他可能对哪些活动感兴趣。（抑郁症病人单独一个人做这件事通常比较困难，因为他们的消极悲观阻止或妨碍他们去进行这样的了解。如果你感到来自内心的抵抗，不要放弃。）犹豫之下，他做起了教堂足球队教练的志愿工作，这让他有机会为了一项有组织的活动而接触其他人，逐渐地帮助他重新建立起和教会的联系。由于他的家人也一直参与教会的活动，他因此得以慢慢地和家人一起活动，开始扭转孤独的局面。

建立一个亲密朋友的圈子

还有什么别的方法可以让患抑郁症的你走出孤独呢？停止向内的螺旋，再次开始向外的螺旋，这个"解除"螺旋的过程会让人逐步走出孤独。孤独的人变得越来越以自我为中心。他们的生活中完全只有自己以及自己受到怎样的伤害。这是一个危险的时刻，人们可能出现自杀的想法。如果你的病情也发展到了这一步，一定要立刻找专业医生来治疗你的抑郁症！如果你发现你的想法里还只有"我太倒霉了"之类的——如"谁在乎呢"，或者"如果我……，也不会有人注意的。"——这个时候你应该认识到，你并不只是一个人，虽然你正因为孤独而朝着那个方向发展。

我觉得最好用一个直观的方法来描述一下，使之变得更加真实且更加容易记在脑海中。你把所有认识的人都写下来。如果你跟某些团体有来往（如你教的学生、你的家校协会委员会、办公室同事、医院跟你在同科看病的病友），写出这个团体的名字而不是单独个人的名字，除非你与其中某个人有特殊的关系。如果你是个外向的人，只把你经常联系的人写下来，否则你的清单会太长了。

一旦你写完了这张清单，根据你与这些人或团体的亲密程度，在这些人名或团体的旁边打分。那些爱你或你爱的人，不管现在你是否还能感觉到这种情感，在他们名字旁边写上 1。有时候你跟某人有重要的关系而"爱"并不是这种感情的正确描述，而是一种亲近的互相牵涉的关系———一个看重你、你也看重的人——同样写上 1。所有的朋友、但不是亲近的朋友，写上 2。同样在你每天或几乎每天见到的人的名字旁写上 2，如一起工作的同事，尽管他们不是你的朋友。一些熟人、你在可以预期的情况下和他们打交道，如健身俱乐部的教练、你常去的饭馆的服务员或在车站会遇到的其他孩子的父母亲等，在他们的名字后写上 3。

　　然后把他们的名字写到图 7.2 这个图中，圆的中心部分写上你最亲近的最爱的人，中间部分写上朋友的名字，外面的部分写上熟人的名字。接下来怎么办呢？记住，抑郁症往往把你变得非常以自我为中心，这个方法能让你改变这种思维模式，让你摆脱孤独的行为。你将要非常真实地回答"谁在乎"这个问题。把这个图放在你每天能看到地方或随身携带。当你看到这张图时，告诉自己："这就是会在乎我的人们。"你需要记住的是他们都很在乎你，即便现在你感觉不到。

　　在需要的时候，你还可以加上一句："如果我用任何自我破坏的行为伤害自己，这些人也会受到伤害的。"你可以具体地说是哪种行为——如成瘾行为或自残。但这并不是一种上瘾的恢复策略，这只是在提醒你，你的生活也在影响着别人，即便在这个时候你与他们越来越疏远。

　　当你不愿意外出活动时，用这个方法来鼓励自己走出去，让自己锻炼身体、照顾自己或达成其他康复的目标。告诉自己："如果我从抑郁症中有所好转，这些人会生活得更好。"每次你看到这张清单，都要告诉自己："我并不是一个人。"你也可以把这些话写在图的上面。

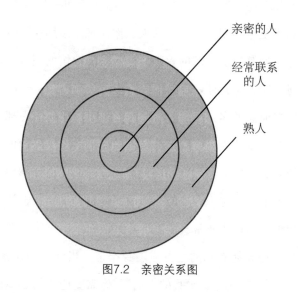

图7.2 亲密关系图

计划参与社交活动

患有抑郁症时，人们失去了对他人的兴趣，也停止了社会交往。这就开始了一个不断循环的过程：你慢慢从社交生活中退出，因此叫你出去的人也越来越少，这让你更加孤单，叫你出去的人更少，直到最后你发现再也没什么人在你身边了。在这种时候你一定要表现出对他人的兴趣，尽管有段时间你要佯装兴趣。

你可以通过有意识地主动与他人联系而做到佯装对社会交往的兴趣。和朋友联系进行预约：

- 告诉某人你在某个时间要跟他打电话聊聊。

- 邀请某人跟你一起参加某个小小的活动，如喝个咖啡。

- 在午餐时安排见面使之有些社交的元素。

- 不要希望只和家人见面——邀请别人到你家里参加一些不要太多准备的小活动。

- 用一种很难取消的方式去计划这些活动——提出具体的日期和时间，告诉人们你很期待见到他们，或者做得更加过分一点，告诉他们在见面之前他们联系不到你（所以如果不想丢脸就不能取消这些活动）。采取任何可能的方式确保你会参加这些活动。

卡尔（Karl）因花太多时间挽救他的公司而陷入了社交孤独之中。那时候他解散了员工，自己一头扎入工作当中，每天下班回家，他再也没有精力做任何事情，只能一个人看电视直到睡着。他的脾气如此暴躁以至于他晚上回到家后，他的妻子也不愿意跟他讲话。他发现当他成年的孩子周末回到家，希望他跟他们一起去做他过去喜欢的事情，如野餐或看球赛时，他很不耐烦。他对他的孙子们也毫无兴趣。他这种自我强化的孤独并不奇怪，所以他的家人也慢慢失去了叫他出去的兴趣，也变得不耐烦。

卡尔必须结束孤独，所以我和他一起画了亲密关系图，在圆环的中心是他的孙子们。他真心想和他们建立亲密的关系，尽管他最近并没有从与任何人的相处中得到任何快乐，包括他们，他觉得他应该有精力一周或两周邀请他们过来一次。我希望卡尔选择一项活动，在他邀请孩子们之后，不能逃避取消。我们特别计划了他将和他们一起做的事情——比如走路去公园的运动场或玩球。卡尔对孙子们真的很尽心，尽管那时他并不是很想和他们在一起。但他觉得为了孙子们，他应该比为了某些社交中的熟人付出更大的努力。和孙子们一起玩让卡尔有机会和他的孩子说话，讨论他们对小孩儿们的共同喜爱，他那自我强化的孤独循环也从此开始得到扭转。

加强与亲友圈子的联系

1. 在一张纸上画三个同心圆（见图 7.2）。

2. 写出生活中与你打交道的人的名字，把他们的名字分别填到合适的同心圆中。

3. 每天看看这张图，告诉自己这是关心你的人，如果你伤害自己他们也会很难过。这些人希望你从抑郁症中康复。

4. 和这些人约定打电话聊天、见面或进行一些简单的你不能取消的社交活动。

5. 安排一些特殊的、让你很难找借口逃避的活动，尤其是和家人一起的活动。

提高你的社交能力

虽然我们大都认为学习社交能力是小时候的事，但提高与人相处的能力任何时候学习都不晚。如果你总觉得自己与人相处的能力不如人意，或者因为你总觉得自己在社交方面很笨拙而没有参加足够多的社交活动，那么制订一个好的计划去提高你的社交能力也许是个好主意。作为一个成年人，培养更好的社交能力需要一些独创精神，但这可能因为抑郁症而难以实现。此时就该求助于心理治疗师了。心理治疗师会告诉你怎样处理不同的社交场合，帮你想办法练习社交技巧。

虽然练习社交技巧需要花些时间，有些简单的事情能让你立即受益，会帮助你和别人进行更多的联系、也能从别人那里接受到更加友善的回应。这些技巧中大部分是你已经了解的，但你可能没有意识到，因为抑郁症，你已经不再做这些事情了。因此，有意识地做下列事情：

- 向他人微笑——不管你是否要跟他们说话。微笑会鼓励别人问候你或跟你说话。

- 进行目光交流。虽然这一点存在文化差异，但在美国人们很喜欢目光接触。我们需要很大的个人空间，所以目光接触既安全又让人感到友好。

- 跟人见面时跟他／她握手，在更深入的谈话前或跟另一个人打招呼前，简短地说一句"很高兴见到你"。这个瞬间会建立起个人联系。

- 如果你忘了某个人的名字而想避开他或她时，记住：主动承认会显得更加友好。你可以说："请原谅我的健忘。你可以再告诉我你的名字吗？"通常跟你说话的这个人也希望再次记起你的名字，所以有时候你也根本不用承认你忘

记了对方的名字,你只要在跟对方握手时说出自己的名字:
"你好,我是玛格丽特"。对方通常也会主动告诉你他/她
的名字。

- 尽量以问候别人健康的简短问题开始与人交谈。是的,这
  是种礼节。你问对方"你好吗",大部分人都会说"好",
  但这样问问总是礼貌的表现,而且这会让你很优雅地进入
  到随后的交流中。

- 如果你很担心打断对方,尤其在打电话或顺便到同事的办
  公室时,可以这样问:"方便说几句话吗?"如果你看到
  对方很犹豫,立刻告诉对方说你一会儿再打过去或一会儿
  再过去。这时对方会邀请你进去(打电话时这是比喻的说
  法)或约个更好的时间以后再谈。

- 不要忘了结束对话或离开时要说再见,再加上一句你很感
  激与对方共度的时间。我相信我们都对见面和离开时刻的
  质量反应比较明显,反应的程度比我们意识到的更加明显。
  虽然我们可能都没意识到,但如果你就这样消失了,人们
  也就忘记你了。一声再见温柔地将你和人们分开,所以不
  会让人觉得突然。在和人谈话时,暗示你很感谢这次交流,
  说些诸如下面的话:"谢谢,这是我应该知道的"或"好的,
  好。以后见"或"希望下次再与你见面"。如果你在跟一
  群人道别,说很高兴见到在座每个人。如果你是离开一个
  聚会现场,向主人道别,谢谢他或她邀请你,你过得很愉

快，食物很可口等。

技术与非人际沟通

那些经常使用电子邮件、短信、推特（Twitter）和其他电子媒介的人不见得和老派的人对社交的"细微之处"要求一致。比如，你可能觉得没有必要回复一条发给你的短信通知，但发送短信的人可能不知道你是否收到这条短信，他／她就会花些精力去想这件事或感到自己被忽视了。同样，很多人也不认为有必要回复一条发给他们的短信邀请，如果他们很遗憾不能参加的话。

抑郁症的比例正快速上升，虽然我并不认为这是由电子交流手段引起的，但我相信电子产品对此肯定有所推动。社交细节有所不同本身并没有问题，但用电子产品交流让人不能对接收方怎样理解信息内容立刻做出反馈。这就使得社交技巧的不足雪上加霜，也加重了与他人的疏离——二者都是让人们遭受抑郁症困扰的严重问题。发短信谢绝参加一项活动比打电话容易多了，如果对方从电话里得知你不能去，会在声音上表现出失望。简化的短信内容很容易不经意地就伤害到别人，而你意识不到对方感觉你对他／她不够重视。而在电子邮件里以你在面对面的交流中绝对做不出来的方式训斥别人或对别人苛刻，这也变得特别容易。你也很容易被电子邮件中即兴写的话激怒，因为你听不到发送者的声音，也见不到他／她的表情。

解决这方面问题的棘手之处在于情况的千差万别。不同年龄的人、使用的通讯技术不同，都会造成不同的情况。你甚至都意识不到需要干预治疗。主动和你的同龄人以及与你认识的不同年龄阶段的人谈谈，看你的交流方式是否被他们所接受。比如问问你妈妈，如果她生日时收到一张电子贺卡是什么感觉。电子贺卡有可能增加她的疏离感。请比你年轻的亲戚们回复你的电子邮件，这样你就不会感到被忽视了。首先要把这些搞清楚，然后才能更好地与人联系，减轻你的孤独。根据你了解到的情况作出相应的改变。

你也需要对不同的人和不同的情况使用不同的方法。与你的朋友相比，你父母和祖父母对于你发短信来取消一个活动的感受可能完全不同。你最好的朋友可能明白你的短信的意思，因为他们能在心里想象你说出这些话的样子。但你的老板却不可以。要搞清楚你们的办公室文化认为怎样的电子交流方式是合宜的。搞清楚公司同级之间、上下级之间是怎样处理安排会议、作出反馈、分享想法、提出问题等的方式的。从某个角度来说，世界因即时通讯变得更容易，但社交技巧仍然需要社会反馈，如果你不在别人面前则会变得更难。

关于儿童、抑郁症和社交技巧

如果一个孩子与社交能力较差的家长一起生活，或与因抑郁症而很孤僻的家长一起生活，那么这个孩子在社交方面缺乏一个好的榜样。孩子从婴儿时起，通过观察和模仿父母的行为模式，发展社交能力。他们参与自己与父母之间的互动交往，也观察其父母与他人成千上万的日常交往互动。迈克尔·叶高（Michael Yapko）（2009）描述了抑郁症通过这种方式具有传染性的特征，他提出，解决问题的方法正是提高社交能力。社交能力差的孩子长大成人后会患抑郁症，因为他们不能很好地与人相处而感到孤独。为了改善这种情况，家长和老师可以有意识地增强孩子的社交意识和技巧。这要从教授孩子讲礼貌开始。不停地提醒孩子说"你好"、"请"、"谢谢"，以及"很高兴见到你"，这些都是必要的也是合宜的。其他教授社交技巧的方法有：

- 帮助孩子学会站在别人的角度考虑问题。可以先留意一下孩子是否过于注重自己的痛苦而忽略自己的行为对他人的影响。（"约翰尼（Johnny）吃午餐时和别人坐在一起，你认为他是故意这么做来让你难受吗？""你叫谢娜（Shayna）放学后不要和你一起玩，你知道这样会伤她的心吗？"）

- 提前和你的孩子讨论，如果某种情况发生，他或她该怎样处理。可以设想一个场景，如一个戏剧表演中没有你孩子的角色，或你的孩子不能每场戏剧表演都上场，或者你的孩子没有收到晚会邀请。跟他／她讨论各种不同的处理方法，怎样处理因此产生的情绪问题。问你的孩子哪种方法最好，他／她为什么这么想。这会培养孩子行为的灵活性，对抑郁症有改善作用。

- 引导孩子想象他们的行为会产生怎样的积极作用。

- 教孩子说话之前要三思。告诉他们一些方法如"在你要发火前从一数到十"或"己所不欲，勿施于人"，这些都是很神奇的社交技巧训练的小方法。

- 在家里尊重其他成人和孩子。如果你说话有礼貌、而你要求孩子也要有礼貌，孩子更能遵守你定下的规矩。从年龄小的时候开始教导比等他们大了再纠正要更容易，但不管你从什么时候开始，总有可能让他们懂礼貌。

马丁·塞利格曼（Martin Seligman）（Novotney，2009）进行了两项特别相关的研究，对努力预防和减轻儿童及青少年抑郁症的家长和老师非常有用。其中一项研究表明，教会孩子从现实情况出发思考问题、灵活地看待日常生活中的问题有助于增强他们的乐观精神，能将罹患抑郁症的风险降低一半。他们是怎样做的呢？他们实际上教孩子识别目标，然后想出几种可能达到目标的方法。培养灵活性，认识到目标是可以通过各种方式达成的，这会改变抑郁症的古板的认知，培养乐观精神，减轻因一种方法失败而带来的失败感。

第二项研究采取了引导性讨论的方法，就学生们在课堂上读过的故事来讨论人物性格上的优点。通过这种方式学生们了解到自己的优点——这是塞利格曼积极心理学（Seligman，2002）的一个关键的前提——也帮助他们在日常生活中利用这些优点。学生们不但提高了社交能力，而且他们一直在升上中学以后都保持着好的成绩。

我们与其他人生活在同一个世界里，他们与我们有着相同的情感。这一点是社会交往的核心因素。不管用什么样的方法，帮助孩子学会健康的与人交往的方式，都会降低他们患抑郁症的风险，提升他们对生活的整体满足感。

承担一些责任

如果你孤僻的生活已经持续一段时间了，要打破那种生活会让你感到不舒服。你可能已经失去了过去那些朋友的联系，也根本没有足够的朋友去联系。尤其如果你是一个腼腆的人、你也不喜欢跟很多人联系去参与他们的生活，你可能想了解一下到底多少朋友足够，以及你喜欢建立怎样的社交关系。

可以从承担一些责任开始。它可以为你的参与提供一个结构化的模式，也可以让你自己的出现和参与成为一种责任。最容易的方法是养一只宠物。喂食、清洁和带它出去散步都是很明显的责任。如有需要，你还可以得到一些指导。更好的是，你在付出关爱并接受宠物对你的依恋时你会立即获得好的感受。除此以外，你不需要用到最近没运用的社交技巧并为此感到难以招架。你的孤独感得到缓解，因为你知道你的宠物在等着你，很高兴见到你。

你有孩子吗？可以把孩子放在你的规划里吗？年纪小的孩子尤其喜欢和成人一起玩耍，他们对你该怎样表现也没有什么期望。事实上，孩子会很高兴地告诉你怎么玩。你能带小孩，如侄子、侄女、孙子、孙女、好友的孩子出去玩吗？由此产生的不让别人失望的责任感可以让你走出孤独。孩子表现出来的爱和高兴会强化你的喜悦，让你走出孤独。

投入一些时间去帮助别人。看看有什么能帮到你的邻居、同事的事情，承担完成这些事情的责任。你的邻居是否需要帮忙捎他或她去杂货店呢？同事在装信封时是否需要帮忙呢？你身边发生着什么样的事情而你是可以帮把手的？如果你很孤僻，你可能注意不到这些机会，所以你可以让你的家人、配偶、同事或朋友给你出出主意。责任的力量会让你走出孤僻，感到自己对别人有所帮助会让你从心底里感到开心。结构化的参与让你与别人建立起联系而不需要很高的现场社交技巧。如果你找到一个志愿者的工作，如帮动物保护机构遛狗、帮流浪者救助中心发放食品，或者承担任何你感兴趣的事情，也可以让你更多地建立起与社会的联系。

任何能够让你融入社会、提升你和他人联系的事情，都值得去做。虽然一开始你可能并不喜欢走出家门、参与别人的生活，但这是一个由外而内的变化过程。你从别人那里得到越多的积极反馈，你就越喜欢与他们在一起。有意识地结束孤独的生活，就会增加对社交的兴趣，随着社交能力一次次逐步提高，你就能摆脱孤独的困扰，增强你继续保持下去的愿望。不管你只喜欢参与一些活动还是喜欢参与很多的活动，只要知道你和他人有联系、和关心你的人有联系、和愿意与你在一起的人有联系，这就是对抗抑郁症的一个重要手段。

第八章

第六招：平衡你的生活

为什么平衡的生活对抑郁症患者很重要呢？很显然抑郁症病人的精力通常不够——这种不平衡的情况是显而易见的。然而，生活中还有很多别的方面需要平衡。华莱士（Wallace）、夏皮罗（Shapiro）（2006）从他们对佛教和西方心理治疗的知识中，提炼出幸福是在四个方面获得平衡的结果，即：目标、注意力、认知和感情（情感）。如果你心态平衡，你不会过多地或反复思考一件事情——相反，你有足够的精力去关注、去思考你的目标。你对发生的事情可以容忍，对其作出反应而不会因此过于难过或无法招架。一个平衡的人不会在日常活动中表现出不足或功能失调。

当人们患上抑郁症时，各个方面都会出现不平衡。他们越是抑郁，他们的目标、注意力、认知和情感也越容易偏离轨道。他们似乎对实现目标既没有动力，也没有精力。他们甚至忘记了自己真正的目标是什么。在注意力方面，他们过于关注负面的信息，而忽略了积极的因素，谈到实现目标，他们又没有足够的兴趣或精力。这本书里介绍的很多方法都能影响注意力，但意念（第十二章）尤其可以让抑郁的心灵去注意正在发生的事情以及为达到目标需要什么。

平衡的第三个方面是认知。患有抑郁症时,思维模式偏向消极。抑郁症病人不但过于关注消极的结果,而且容易误解别人的意图和情感,毫无根据地认为别人不同意或不喜欢。他们在和别人交往时也非常不专注,不管是积极的还是消极的影响,他们都看不到自己会对别人产生的影响。任何能够改变消极或悲观想法的方法,都会改善认知的平衡。

平衡的第四个方面是情感。毫无疑问,悲伤、绝望和无助等抑郁症的典型情感需要相当大的平衡。情感受到思维的重要影响,也受到抑郁症的生理基础如体能低下、乐趣寡然的影响。如果抑郁症病人能够更加精力充沛、有动力、精神上更加积极,情感自然会变得更加平衡。

不管抑郁症是由什么引起的,你都会在其中至少一个方面失衡,而这很可能导致其他方面都失衡。如果你是原发性抑郁症,很可能因为你的精力不足而阻碍你去追求目标和发挥你的潜力,或致使你放慢追求成功的脚步。你还有可能因为觉得目标遥不可及,对未来产生悲观的想法,因此阻止你为了实现目标而去努力。这样的失衡会让你对自己或世界感到沮丧,从而强化你对生活所持消极态度的倾向。

早年逆境型抑郁症,同样也会由于最初的情绪失衡而出现类似的变化。由于缺少信任或乐观精神,你认为你不能实现自己的目标,害怕你会看到太多别人不能或不愿帮你的迹象,所以干脆一开始就不设定目标。比如我的一个病人告诉我，她要推迟参加法学院的入学考试（LSAT），因为一旦她参加这个考试，她就会肯定地知道是否可以上法学院。"我还不想彻底放弃希望，"她说，"还有法学院这个选择我感觉很高兴，我没法承受这条路走不通的打击。"

创伤后应激障碍产生的抑郁症也有同样的特点，病人被无助等负面力量推动，从而放弃希望或不愿做有益的尝试，最后只会让抑郁症更加严重。

好消息是我们可以有目的地安排一些平衡的行为。技巧是快速将抑郁的、失衡的状态转变为积极的、平衡的生活方式。当一个方面的平衡有所改善，其他方面也会自然而然地慢慢改善，或者至少让恢复平衡变得更加容易。我们会从简单的方法开始来平衡你的活性水平。你可以立刻着手去改变活动不积极、不愿与人接触、不愿有积极想法的现状。

走出家门

关于走出家门我们在上一章简单地介绍过，但对于精力低下并习惯了孤独的抑郁症病人而言再重复一遍也在所不惜。这个方法名副其实地简单易行，如果你愿意为了实现目标而增加精力，走出家门会对你有所帮助。如果抑郁症让你不愿出门——呆在家里完全不出门或只是往返于家和办公室之间——不愿走入有着新鲜空气和其他人的外面的世界，走出家门的动作对恢复平衡很有帮助。沉浸在户外的空气中，微微的清风拂过（或者大风吹过），看到辽阔的天空会打开你的心灵、充沛你的体力。尤其是阳光明媚的天气，在户外效果更佳。即便是阴沉沉的天气，在户外也比呆在家里被室内的光线照射更好些。

抑郁症患者可以从沐浴户外的光线中恢复精力，这是为什么一些人工模仿户外光线的全光谱光线对很多人起作用。但去户外不仅仅只是享受户外的光线，你还能动动你的身体，换换你那僵化的脑子，和其他人接触接触，哪怕仅仅是简单地向别人问个好或偶尔与人进行目光接触。如果你想摆脱消极情绪，改变你目前的状态会很有帮助。不管你是生活在城市还是农村，不管你身处喧闹的都市还是安静的大自然，不管你是穿得严严实实地在寒冷中快步前行还是沐浴在温暖的夏日阳光中，你都会因为户外活动而获得身体和精神上的能量。尽量每天慢走 15—30 分钟，记住要偶尔看看天空，和来往的人们进行目光交流。

打破你的常规

死板、沉默的人很可能喜欢做重复的事情。这方面的失衡与行为模式的功能缺失或活动缺乏正确的目标有关，这可能是不平衡、消极或过于活跃的认知（反刍）造成的。这是最典型的抑郁症的失衡。这意味着什么呢？这意味着你不明白为什么要做新的或者不同的事情，因为这些事不会带来格外让人兴奋的感觉。因此每天你下班回家，玩电子游戏，看电视，然后上床睡觉。要不就是每天你在同一家三明治店吃相同的快餐食品。抑或是孩子们一离开家去上学你就躺到床上，直到他们快放学回家才爬起来。或者是你每天早上花两个小时做报纸上的填词游戏，喝咖啡直到咖啡因的作用驱使你去动一动。

如果上述情况与你的状况相符，那么采取行动打破常规吧。你会从做不同的事情中收到意想不到的效果——哪怕是一点小小的好处。大脑很自然地锁定在一个固定模式，因为固定的模式容易把握，而如果抑郁症使得你体力和精力都不够时，你更加容易陷入这种固定的行为和思维模式，养成不必要的常规。但大脑更加喜欢新奇的事物！新事物有趣而又刺激。这是为什么很多人抱怨自己的工作日复一日重复同样的事情——尤其当他们觉得这件工作并不重要时。

那要怎样打破常规呢？任何方法都可以去试。不要总喝咖啡，喝喝茶，走一条不同的路去上班，从大楼的另一扇门走进你的办公大楼，看电视前把家庭作业做完，早点吃晚餐，上班时穿漂亮点儿。不一定非要做大的事情才有效果，你需要做的是注意一下不同的地方是什么。

不要一整天做一件事情

打破常规的必然结果就是不能一整天都做同一件事情。如果你很郁闷，你可能一整天都一动不动地躺在沙发上睡觉或看电视。即便"正常生活的"抑郁症病人也可能一整天都在工作，尤其如果他们的工作是坐在一个地方完成的，如录入数据或开发软件的工作。他们醒着的大部分时间都在工作，而下班回到家，仍然是坐着。我的一个病人是做平面设计的，发现她整个周末都坐在电脑前看网页、玩游戏，直到凌晨。这种单调的活动强化了思维模式，导致了孤独，将活动范围缩小，最后与世界脱节。

如果你不知道怎样打破常规，你可以找心理治疗师或朋友问问他们的建议。但你也可以从下面这些简单的事情开始。首先，如果你是上班族，午餐时间好好休息一下，每天吃点不同的东西。如果你是沙发土豆、每天光看电视的那种类型，真的没有精力起床或出门，那也至少换一换电视频道。看点与以往不一样的东西吧。可以看看报纸或杂志，而不要总盯着美国有线电视频道（CNN）看。或在杂志上看看你感兴趣的东西（或你患上抑郁症之前感兴趣的东西）。找本杂志看看关于汽车、园艺、烹饪或名人的内容（但要注意不要将自己和那些修饰过的照片比较）——读读任何容易读的东西。很多患抑郁症的人每天都在读小说。如果那样，换个房间坐着，读不同风格的小说吧。如果你抑郁症非常严重，这些小事会朝着正确的方向改变你的平衡。最终的目标是过上平衡的生活，每天既有工作的时间，也有放松的时间、锻炼的时间、和他人联络的时间等。

这些措施的目的是激发你的活动水平，提高因患抑郁症而造成的能量低下，直到你可以自主地进行更多的活动。接下去就要看情绪或情感的平衡。用心理学的术语来说，情感这个词既指你感觉到的情绪，也指你面部表情、说话和身体语言中表现情绪的方式。抑郁的情感通常从单调、平淡的语言和面部表情中表现出来，反映了抑郁症单调和平淡的感情。

回忆以前经历过的快乐，再做一次这些事

如果你得了抑郁症，你不会很自然或很轻易地回忆起最近的快乐时光。你甚至会告诉自己那些事情应该更好而让那些快乐大打折扣。但那是抑郁时候的想法。实际上，你很可能经历过很多美好的时光——哪怕是些小小的事——而你倾向于只记住生活中消极的方面，这是有问题的，是因为不平衡的理解事物的方式造成的。

下面这个练习是要回忆最近做过的让你高兴的事，并找出重复这些事情的办法。（这里有个小小的警告：对于情境性抑郁症患者，如果病情是由一段危险的经历引起的，如家庭暴力或工作环境中的虐待，那必须承认这个事实并去面对它。这个练习不是让我们给痛苦的记忆抹上玫瑰色的快乐色彩；而是为了阻止抑郁的大脑对正常事物进行歪曲，将日常活动都看作消极的。即便你身处真正可怕的感情生活或工作环境中，也可以有其他积极的方面，如我们可以去努力——努力建立与你信任的人之间的友谊或从事感情生活及工作以外的让你开心的事。从生活中这些方面去努力，

可以给你力量让你改变目前的危险环境。）

这个练习最好和另外一个人一起完成，因为和别人分享会加深积极的情感。你认识的每一个人都会很高兴和你一起分享。这个练习的方法如下：

1. 回忆你生活中任何让你感到高兴的事情，花一两分钟回忆这件事情的细节。

2. 花三到五分钟描述这件事情的细节，包括各个感官方面的信息——你所听到的、闻到的、品尝到的、感觉到的和看到的。回忆当时你情感的各种细节以及与此相联系的当时的环境。体会其中所有的感觉。

3. 现在想一想你可以用什么方法尽快重复这个经历。如果你回忆的是件很难重复的事情（如度假），选择其中一个容易重复的部分。

4. 向一个人承诺你将何时重复这个经历（或这个经历的一部分），并告诉他／她这件事情的经过。

5. 决定你将怎样履行你的承诺，重复这件事。

众所周知，如果你得了抑郁症，你通常不会去注意高兴的事情。你也可能因为做过头，超越了某个最合适的点没有停下来而将高兴的事变成到不高兴的事。在思想和行为上达到适度的平衡其实很简单，就好比设置一个控制键，来控制何时该结束一件事。这个方法将在下文介绍。

控制何时结束一件事

控制何时结束一件事对你对这件事情的满意度有着显著的重要影响，而且你的控制力比你最初想象的要强得多。还记得"凡事别做过头"以及"意犹未尽"这些老话吗？对于表演者来说，则是"见好就收"。这些话暗示着，事情在结束时的质量决定了你以后对这件事的印象。"还想做一次"意味着这是一次愉快的经历。你可以通过几种方法来让事情的结局更好。下面就是其中的一些方法：

- 每当你接受社交活动的邀请时，总要想清楚该在什么时间离开。比如说，你的邻居邀请你去参加一个临时召集的聚会，你要知道你必须什么时间回家休息，才不会第二天感到累。然后就要告诉主人，你很愿意参加这次聚会，但必须在某个具体的时间离开。如果你去参加一项让你有压力的活动，比如一个有喝酒的成员在场的家庭聚会，先搞清楚你最多能呆多久而不会觉得太压抑，然后在那个时间离开。不要等到不舒服了才走。任何看过《灵欲春宵》的人都知道，那是你将失去平衡的点，从那个点开始，你将从开心变为不开心。

- 当你和孩子们一起玩时，不要等到他们变得疲劳了、不讲理了或过于兴奋了才走。当然也不要在游戏玩到一半就走。不顾孩子的感情只图自己方便的父母不但让孩子们不高兴，也给自己留下了一个不好的印象。在孩子们变得太累时结束活动，提前提醒他们你就要走了，这样他们会结束正在做的事情。你可能会问，从孩子的角度考虑结束活动对你有什么好处吗？那么，你喜欢尖叫和不讲理的孩子吗？顷刻之间你就可能从开心转为烦恼了——这会强化你那种抑郁的观点：什么事情都没意思！

- 还有些大事的结束方式：搬家、辞职、结束某个公职的任期。人们不喜欢离别，但离别是你保持对那段生活记忆最好的方式。一个不好的结束方式让你对以前发生的一切都觉得难过。你可能会注意到人们有意接近你，生气或疏远你，而不是与你道别。首先，不要认为这些事情是针对你的，好像别人的行为都跟你有关似的。并不是每个人都知道怎样是恰当的告别方式。相反，你要做好自己那部分事情。当你因为任何原因要离开（一个俱乐部、工作或一件公职），即便你觉得有点别扭，注意告诉每个人你非常珍惜和他／她一起共事的时光，你会想念他们，即便将来失去联系，你也会想起他们那些好的事情。你可以举办一个告别晚会，也可以单独跟他们说。以后你会对此感到很高兴，你离开时的积极情感会盖过一个不好的结局。

- 很多书写到，结束一段感情是世界上最痛苦的事情。我在这想说的是：友善地说出真相。这件事对你个人的平衡来讲会好些。如果你能坚持做你认为正确的事，并以善良的方式去做，你会在思维和情感上保持一定的平衡。

提升灵性

如果你不信教或不是一个非常"相信上帝的人"，请不要跳过这一节。灵修与宗教意义上的是否相信上帝关系不大，而是指人们怎样看待自己和他人。很多人认为灵性是我们感觉到自己与一件比我们更大的事物的深层次的联系或承诺，虽然"更大的事物"可以是上帝，但也可以是任何我们感觉有联系的或负有责任的事情。比我们自己更大的事情包括对一个政治事业或社会事业的责任——环保事业、健康事业、防止虐待儿童、治疗糖尿病或乳腺癌、在一个贫困的社区修建公园，以及任何能够抓住你内心和心灵的事业。灵性反映在与世界的和谐相处中，体现了你的价值观。

为什么这个方法被当作实现平衡的技巧之一而放在这一章节呢？失去平衡的人可能在追求目标时也失去平衡、不清楚生活的价值和意义，因此生活得很盲目。有信仰的生活可给生活以意义，给行为以目标，这可以从任何工作中得到体现。要做到这一点，不是每个人都要成为特雷莎修女。20世纪50年代，一个伟大的作家，安妮·马罗·林德伯格（Anne Morrow Lindbergh）写了一本关于沉思的书，书名叫《大海的礼物》。在其中的一段中她反思道，如果生活有太多任务，而没有什么将这些任务贯穿在一起的目标，人生就被"撕成很多小块"，生活就会失去平衡。对于很多妇女而言，做家务、带孩子、为养家糊口挣钱，这些都可能成为撕裂人生的事情，但如果有着正确的目标，就有可能改观。林德伯格随后描述了如果建设一个家是人生的中心任务，所有时间都花在为实现这个目标而努力上，那么生活就会得到精神上的升华。一个女人如果相信她努力去建设一个健康、快乐的环境是一种信仰活动，那么这会将她的生活集中到一个目标上，而不是将她的生活肢解。在我们为了自己和孩子而被驱使去参加外界的社会活动之前，她就这样写了。时至今日，要保持平衡仍然并非易事，因为我们每时每刻都对自己和孩子有着如此让人吃惊的要求。然而，如果你问自己，"是否每项活动都能为实现生活的目标服务？"这就可以帮助你决定是否有必要去做这件事。

乔谈到她变成了一个"做事的人"，而不是一个"存在着的人"，她变得非常抑郁。虽然她挣的钱还不错，但她没有想要努力实现的目标。她认真地思考什么可以作为生活的目标，她立刻意识到为孩子建造一个美好的家庭是她的首要任务，但每周出差三次，整个周末陪伴孩子参加"挖掘他们潜力"的课外辅导班破坏了她的家庭生活，也破坏了孩子与自己彼此间的感情联系。乔决心去进行改变，以后的决定都要以家庭生活为出发点，根据是否让家变得更加安全、温暖为依据决定是否需要做这件事情。经过一段时间的调整，乔减少了出差的次数，把周五晚上定为固定的家庭聚会时间，这样她找到了生活的中心目标。对于她而言，这是精神支撑。有着意义和目的的生活是精神生活，不管这种意义和目标是否跟宗教有关。当我们觉得我们的生活有意义，我们就会乐观地相信未来，相信我们自己和他人。而信仰是精神生活的核心。

而建立起与"比我们更大"的事物的联系，可以通过信仰宗教实现的，也可以通过冥想来实现。充分的研究表明，通过冥想刺激精神意识可以改善大脑功能、提高我们的同情心和同理心，而随之产生的幸福感会减少抑郁。灵修通常被认为是先验的、难以用语言来描述，但它的力量是如此强大，可以改变人们的幸福感，也许还改变着人们对事物的感知和看法。不信仰宗教也可以进行这样的活动，因为人们可以与宇宙、大自然或其他事物联系在一起。有意识地进行灵修可以帮助我们找到生活的目标、看到自己的梦想，从而更加乐观地看待未来。灵修产生的能量、对未来的乐观精神以及生活的动力都与抑郁症相对抗。

练习一种武术如太极拳或跆拳道，对身体、心灵和精神也都很好。加入一个武术团体可以让你找到兴趣相投的人，他们会帮助你练习。任何一个你支持的事业都可以帮你建立起与他人的联系。最后还有 12 步法，这是以社区支持和求助于"更高力量"为基础的康复方法。这些方法既能让你找到合适的灵修方式，也能让你找到合适的社团来支持你的修行。

与"更高力量"进行联系

增强灵性对于幸福感和各方面的平衡所产生的作用会很明显。经常冥想的人报告出与"更高力量"有着更强的联系，与此同时他们的健康、思想的清晰度以及与他人的关系（由于有了更强的同情与同理心）都有所改善。你想要什么，就能从中获得什么。你的重点或意图决定了你做什么以及你从中获得什么。

在困难时刻，寻找一个精神支柱是巨大的幸福与抚慰的源泉。戒酒无名会的第 12 步（也是最后一步）是以下面这些文字开始的："作为这些步骤的结果，产生精神上的觉醒"（A.A., 2001），这意味着前 11 步所产生的行为、机体和认知的改变最终会促成精神上的觉醒。先采取行动增强灵性，再促成精神的觉醒，这种思想并不只存在于 12 步法的文献里。在安德鲁·纽伯格（Andrew Newberg）和马克·罗伯特·瓦尔德曼（Mark Robert Waldman）（2009）的著作《上帝怎样改变大脑》中，读者可以学习各种形式的冥想来增强灵性（好处是可以带来机体、情绪和心理方面的平衡）。问题的关键在于你现在就要开始去建立更多精神上的联系，使得生活的各个方面都逐渐趋于平衡。

界定你的价值观

我做了很多年的戒瘾顾问。在 12 步法里，强调与更高的力量有意识、有目的地建立联系，但强烈建议不要将更高的力量界定为某个具体的神。我逐步意识到这种做法的智慧所在，即便在你鼓励病人将他们最深的愿望与比他们更大的事物建立起联系，也不要如此。通过很多年与人们交流，了解怎样界定他们的精神世界，我逐渐理解到大部分人都将他们的价值观看作一个联系之所——一个可以将自己与比自己更高的力量联系起来的场所。

比如说卡特里娜（Katrina），一个坚定的不可知论者，非常痛苦因为她找不到任何可以帮助她的灵修方法。我问她有什么信念在引领着她的行为和决定，她说她的信念包括要善待别人、在经济上要节俭、让自己的行为不会伤害别人或触犯到别人的利益、看重自己的责任、完成自己的承诺等。这是她第一次详细说出她信奉的价值观，并审视这些价值观是如何界定着自己与别人以及与周围世界的联系。对我而言这就是精神生活。你怎样和他人联系在一起这是精神层面的问题，而你的价值观是界定你精神生活的方式。任何信仰宗教的人肯定都有价值观，并将这些价值观的重要性融入信仰中，但没有宗教信仰的人们也同样有价值观。当他们和自己的价值观和谐相处，他们就有一条精神道路去遵循。

下面的练习会花一点时间，这是寻找价值观的方法。找出你认为最理想的平衡点，并检查你是否实现了保持生活平衡这个目标。根据你的价值观，你可以发现指引你行为的方法，从而生活得更好。那将会是你恢复平衡的好的开始，你可以据此放弃一些不必要的活动，增加一些有助于实现目标的活动。为了集中精力，识别出能够达成目标的行为，纠正消极的、悲观的想法。了解何时开始改变行为非常有帮助。

用下面的练习帮助你设定目标和选择行为以重获平衡。

1. 在一张纸上画三条竖格。

2. 在第一个竖格里，写上你一周做的所有事情。你可以从当天做的事情开始，然后往后数一个星期每天做过的事情。或者你可以回忆这个星期你做过的事情然后把所有你记得的事情都写下来。要写下来所有的事情，包括睡觉。这张单子只是写给你自己看的，所以将所有的事情写下来，包括做爱、洗澡以及所有你认为"不应该"出现在清单上的事情。

3. 在紧挨着第一栏的第二竖格里，写下来你为什么要做这些事情。比如说你加班一小时，是因为你的主管让你今天完成某项工作而你其实完全可以把工作留到第二天做。你为什么要加班呢？可能因为你想挣加班工资，也可能是想讨主管的欢心或避免与主管发生冲突，或者是你想表现你在努力工作以获得升职。原因可能有很多，挑最重要的写下来。

4. 在第三个竖格里，写下来与你做这件事相联系的价值观。找出价值观有点复杂。比如加班工作那件事，看一下你做这件事的原因怎样体现你的价值观。加班可能与你认为稳定的经济状况很重要有关。避免与上司发生冲突可能与你想要与人和平相处的价值观有关，但也可能是你想保住工作（最终与经济稳定性相关）。你留下来加班也可能因为你认为这件工作需要做完，而你希望自己做任何事都要做好（即：你有着很好的职业道德）。这里还有一个例子：如"我走路去上班"、"我吃维生素"和"我吃蔬菜"的行为可以体现注重身体健康的价值观。为你每天的活动找到与之相联系的价值观吧。

5. 现在考虑一下实现你的价值观的理想方式是什么。我们可以选择一个价值观并问自己："假如我要做一件能体现我价值观的事，那这件事是什么？"比如说，如果你的价值观是注重身体健康，而且你每周都对身体进行无微不至的照顾，那是不是意味着你在家做饭吃而不是在外面吃饭、每周锻炼身体三次、每天都刷牙和用牙线清洁牙齿？如果你的价值观是每天学习新东西，是不是意味着你每天都要读报纸、观看或收听某些独特的电视或收音节目？用最简单的话来说，即你怎样来实现你的价值观？你可以有很多价值观，也可以只有几个。数量并不重要——重要的是你能陈述出自己从事的不同活动，而这些活动能体现你的价值观。你可以将这些写在另外一张纸上。

6. 接下来是给价值观排一下优先级别。这应该不是很难——你可能会发现判断有些价值观重要或不那么重要有点难度，因为那要视具体情况而定，试着给出一个优先级别的排序吧。你可以根据价值观的重要性来决定是否要做某件事情。现在你可以进行下一步了。

7. 在一张新的纸上，画一个轮子，从轴心伸出去的辐条代表着你识别出的每一个价值观。（本书的附录 A 中有个这样的图，你可以复印而不是自己画一个。）不要画外面的那个环，就这样代表着它是个轮子吧。每个轮辐都代表着一个价值观。在每个轮辐的末端将它所代表的价值观写出来。每个轮辐上都用相同大小的距离分割成十个等级，整个轮轴就像从轴心延伸出来的楼梯一样（图 8.1）。

8. 根据你认为的理想方式，对你为实现某个价值观而付出的努力打上一个分数，在每个轮轴上标出来，0 表示不付出努力，10 表示过多的努力，5 表示正好适中的努力。在打分时，有可能出现在某个价值观上花费过多精力的情况。比如说，坚持良好的职业道德可能让你每周在工作上花费 70 个小时，因此导致花在其他事情上的时间不够了。另一方面，你也可能每周在工作上花 40 小时，但你知道你完全可以把每天用于上网的两小时也用在工作上。在轮轴上打个分数，代表你这周为实现这个价值观付出的努力。

9. 现在将这些点连起来。这可以让你直观地看到你在这些事情上面所花的时间——够还是不够。一个能顺利滚动的轮子应该是每个价值观都得到最理想的 5 分。但对我们大多数人而言，每项价值观所花费的精力是不同的。突出来的轮轴代表着你可以在某些价值观上增加或减少投入的时间以改善生活的平衡性。

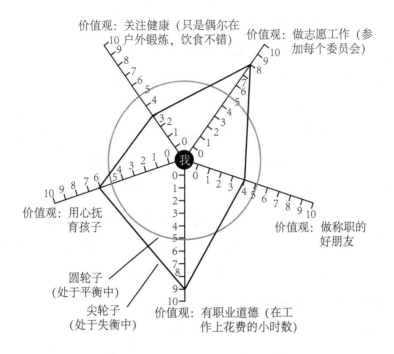

图8.1　通过价值观找到生活中的平衡

做出行为上的改变

既然你已经了解了自己的价值观以及它们是否处于平衡状态中，那你将做些什么呢？如果你投入到每个价值观的精力正好合适，那你也会感觉到生活非常平衡。但如果你患上抑郁症，你可能看到有些方面失衡。找到最不平衡的方面，看看你列出的实现这个价值观的最理想的方法。用一个简单的方法将精力从最不平衡的方面转移过来。尽量停止在某个方面的精力投入，将此增加在另一个方面。比方说，如果你的轮子显示"做个好父母"的得分为 9 分，而"做个好妻子"的得分为 2 分，那你就要想办法减少分配给孩子的时间而增加对婚姻生活的精力投入。但要从小的事情做起。

找一件你可以立刻着手去做的小事。如上文举出的那个例子，你可以每周请一次保姆，这样你可以有时间跟你丈夫去看个电影或单独吃顿饭。想出非常具体的事情并把你的目的写下来。写下来会让想法更加真实，增强去做这件事情的决心。同时也要想好怎样监督你是否做过这件事。你可以让朋友来监督你是否跟丈夫去约会了吗？你可以让你的配偶检查你是否晚上刷牙了吗？每次去完教堂是否可以在日历上做标记呢？把你做的那张表放在一个显眼的位置，检查你的生活是否变得更加平衡。

找到平衡

首先，确定你的价值观。

1. 在一页纸上画三条竖格。

2. 在第一栏竖格里，写上你一周做过的所有事情。

3. 在紧挨着第一栏的第二栏里，写下你做这些事情的原因。

4. 在第三栏，写下与原因相对应的价值观。

5. 然后写下来达成每项价值观的最理想的方式是什么。

接着，给价值观的重要性进行排序。

6. 在一张新的纸上，画一个轮子，从轴心伸出去的轮轴代表着每一个价值观。

7. 为你在每项价值观上花费的精力评分，5 为最佳量。

8. 然后用线条将所有点连起来。每项价值观都是 5 分的话将形成一个圆的轮子。一个尖的轮子意味着你需要在某些方面增加或减少投入精力。

根据重要性，改变你的行为。

9. 非常具体地写下你能做出的改变。选一件简单的事情并立刻着手去做。

10. 考虑好你将怎样检查你是否完成这件事。

11. 把你做好的表放在醒目的位置，检查你的生活是否变得更加平衡。

做能让你恢复精力的事情

毋庸赘言，抑郁症病人总是不再做一些对自己有益的事，包括能让你恢复精力的事情。精力耗尽会影响到生活的平衡，因为不管你是心痛欲绝还是完全孤立在自己的世界里，你很有可能失去了在目标、注意力、想法或情感上的平衡。有很多小的方法能帮助你恢复精力。我总是建议从小的事情做起——不是因为小事情比大事情更好，而是抑郁症病人通常没有足够的精力去完成大的事情。

仅就如何找到恢复精力的活动，抑郁症病人就需要帮助。想一想你平常做什么事情让你感到更舒服，回忆一下你真正喜欢的活动有哪些。什么样的活动因为你喜欢做过以后的感觉而促使你再次去做？全部写下来，即便有些事情并不是你现在仍在做的，以此找到一些恢复精力的感觉。然后：

1. 选一件你想做的事。

2. 把这件事列入你的计划中。

3. 决心去做，并找一个人来监督你是否做过此事。

可以用来恢复精力的事情包括：

- 有关智力的、创新的或精神上的刺激（参加读书俱乐部、听讲座、听交响乐、去教堂、上瑜伽课）；

- 亲近大自然（散散步、在湖边坐坐、看小溪从身边流过）；

- 体育活动(打保龄球、打网球、骑自行车、跑步、跳舞、游泳)；

- 有创意的活动（画画、插花、做家具、拼模型、做饭或烤面包、编织）；

- 体力投入少、情感回报高的社交活动（带孙子孙女们去公园、和朋友见面喝喝咖啡）；

- 还有别忘了你喜欢但总是没有时间做的事情（从头至尾观看一场球赛、看电影、骑摩托车去郊区、在烛光与音乐中洗浴、读杂志、花一小时在书店的书架间翻阅）。

选一件（或几件）然后动手去做！

平衡是保持流入与流出精力的均衡，如果你对此仍有印象，那么你完全正确。患上抑郁症之后，人们可能一头扎入某个活动而进入极端状态或陷入自己的世界里仿佛那是一个黑洞，将所有想把他们拉入外界联系的人们的精力都吸尽。生活的平衡对于容易陷入绝望中的人尤其重要，因为这些人经常采取一些破坏性的行为如过度饮食或酗酒，来舒缓内心。（这将在下一章详细阐述。）这种情况下你所做的恢复平衡的活动将为你铺就通向健康的道路，更好地处理问题，得到内心的平静。

尝试用这些方法重获生活的平衡，你会发现某个方面的平衡会帮助另一个方面也达到平衡，这是因为在某个方向上所做的努力会改善其他方面。因此不要担心小的事情作用不够明显。即便从最小的努力开始，你也会让平衡向你喜欢的方向倾斜。

第九章

第七招：防止破坏性行为

我的很多抑郁症病人，他们都是能力很强的人，在职场承担重任，但工作或个人生活中一个小小的挫折就足以让他们崩溃，这总让我非常吃惊。他们也许没有向外界表现出这一点，因为他们对于外部形象有着很好的自控能力，但当他们回到家，他们可能嗜酒、过度饮食，或在家里走来走去，仿佛任何事情都不对劲。他们会在没有预兆的情况下陷入非常低落的情绪中。在这种情况下，他们中的一些人变得如此忧郁以至于会想到自杀。

到底发生了什么？为什么他们会被小事搅得如此心烦意乱——仅仅因为男朋友未赴约、客户取消了会议、年度工作考评老板给了个不好的评价，他们就觉得世界的末日来临了吗？他们为什么会如此强烈地过度反应？对自己采取破坏行为或迁怒于他人、对孩子大喊大叫、和朋友闹翻或辞去工作？不管是陷入无望、沉浸在绝望中还是做出破坏性的行为，如果了解怎样减缓或停止快速滑向绝望的方法，这些情况都可以得到避免。

时好时坏的情绪并不是单相抑郁症或双相抑郁症特有的下滑趋势，也不是原发性抑郁症缓慢下滑的病症，这是因为在神经生理层面丧失调和负面情绪的能力，使得负面情绪突然恶化。当这种情况发生时，你会发现自己正在做着一些让情况变得更糟的事：和推迟约会的男朋友分手，在脑子里一遍遍回忆以前发生过的类似的可怕事情；如果朋友没有如约共进晚餐，一个人把整个比萨都吃掉；对一件小事绝望而喝掉一整瓶酒。从表面上看，很难理解为什么人们会用负面的想法或行为去让事情更糟，但有些时候人们往往用痛苦来医治痛苦。虽然我并不知道这种事情从什么时候开始就有了，但我记得打小就听到过的古老的小曲儿："人人都恨我，没人喜欢我。我想我要去吃点虫子。"那时候我真的不理解，但现在明白了：如果情况很糟糕，一个抑郁的人显然有着无法遏制的冲动去把事情弄得更糟。

根据抑郁症病人的生活经历，对这种现象有几种解释。有可能在抑郁症病人的童年时代，他们的父母没有教会他们如何调整负面情绪，这会让他们很紧张。也许在难过的时候，父母也没有就如何平静下来做出很好的表率。或者父母本身就因为小事而变得过于激动或失去自控。在你情绪很激动的时候，如果你的父母不在身边、或没有能力去宽慰你，他们的无能为力会让你已经非常难过的心情变得更加难过，让你变得发狂。如果以上情形中的任何一种在你童年时代经常发生，那么你从一开始就学会了将坏心情变得更糟，也找不到解决问题的办法。现在，你的神经网络将你和其他封闭性的经历（抑郁、坏心情、消极期待、伤心）联系在一起，很快你就会烦躁不堪。

这种情况也可能很严重，我们称之为"早期生活逆境"。应激反应需要释放压力，强烈的压力不仅会影响心理机能也会影响身体机能。依恋失败——由于对早期看护人缺乏信任和安全感所致——会让儿童每次遇到问题时都没有安全感。这不是一个有意识的选择过程，而是大脑在发育过程中由于缺少抚慰或被作为安全来源的看护人恐吓的结果发展形成的。试想一下：婴儿的应激反应系统，开始是可以变得激动也能平静下来的，理论上可以通过与其身边对其作出反应的父母的交流，学会对低落的心情进行调节。婴儿的大脑，在遇到不同的问题时，正在学会如何变得难过并如何平静下来。婴儿和学步儿童尤其容易因为饥饿、口渴、疲累、寒冷、疼痛和与父母的分离而变得非常难过。在一个长期惊恐、不安全、没有父母的环境里，婴儿的应激系统被极度地激发了，却没有因为父母的抚慰而带来调节。有些时候难过的情绪是如此强烈，以至于孩子的内心完全封闭起来，而不是平静下来。这是对无法容忍的事情做出的生理的以及心理的终极反应。这个过程在儿童学会说话前就能形成，因此情感与思维的发展可以相分离。内心的封闭一直延续到以后的生活中，因为这是大脑让人在过度激动中保持安全的方式。可以表现出迟钝的、平淡的封闭性反应，也可能采取破坏性行为如过度饮食、喝酒、赌博或其他用于中止痛苦的方法。

如果在早期生活中没有学会安抚自己，你在遇到困难时就会陷入混乱。没有从良好的父母关爱中学会自我安抚的办法，生活中小小的问题就会引发小时候的痛苦记忆，让你陷入绝望中。

情绪的大起大落带来最严重的问题是，人们通常采取自我伤害的行为让事情变得更糟。他们可能喝酒、赌博或采取自我伤害的行为，所以阻止情绪的突然变坏不仅是康复的需要，也是安全的需要。本章介绍这个方法的目的是阻止情绪突然变坏，让抑郁症病人逐渐学会调节负面情绪。

从别人那儿借用一些力量来控制自己

如果你想要从抑郁症中康复，你一定要停止强烈的负面想法或破坏性行为。但如果没有强有力的措施去干预我称之为"陷入绝望"的状况，恐怕你会无能为力。刚开始时你可能不能独自做到，但需要什么样的帮助以及从谁那里得到帮助是你自己可以决定的，在心情正常的时候你也可以尝试做一做。

如果你在自己身上发现了这种陷入绝望的倾向，那你需要别人帮你控制，因为当你处于这种强烈情感当中时，你很难中止。一旦你意识到正在发生这种事，你要立刻联系别人。你可以去看心理治疗师，他们会帮助你识别一些征兆来判断事情是否正朝向陷入绝望的方向发展，怎样去阻止这种趋势。学会观察自己是阻止消极行为和情绪发展的重要的第一步。你的治疗师能帮助你识别各种可能触发绝望心情的环境，并跟你一起制定措施去阻止这种情况的发生。下面是一些干预的方法。

转移注意力

首先，你需要让自己做一些喜欢的事情，或者至少是愿意做的事，做这些事时你会感到轻松，也不会以任何方式带来伤害。读书、散步、听音乐、看电影、玩电子游戏或电脑游戏——任何可以将你的注意力从抑郁状态中转移出来的事情都可以。你需要这些事情帮助你平静下来。你要事先把这些事情写下来，因为一旦陷入抑郁你很难想起要做什么了。

打电话求助

一旦你有了个清单，你可以找到些可以求助的人。当你陷入绝望中时，唯一希望的是你还有力气伸手去找到电话，拨个求助电话——在你对自己无能为力时，与能帮助你的人联系。这里有几种可能：

- 你可以让治疗师做你的求助热线。很多人最愿意给治疗师打电话，那他们应该事先和治疗师达成共识，什么时候以及在什么情况下可以给治疗师打电话，简短的现状检查或是长时间的交谈，收费标准分别是什么。

- 你也可以找朋友或家人，如果你相信他们在这种情况下会保持冷静并能集中精力帮助你的话。提前征求这个人的意见，告诉他们你打来"求助电话"时需要他们做什么（下面会详细介绍）。如果你的求助对象是你的配偶，要搞清楚你平常聊天和求助时谈话的区别。要说清楚一天中什么时间对方方便接电话。不要在求助对象不方便的时候打电话，除非是非常紧急的状况。因为你需要求助对象在较长的时间内帮助你，你不能把求助对象累坏。

- 写出一些可能的其他人，在你不能向求助对象打电话时，可以向他们求助。这些可以是你认识的人或者甚至是社区的机构如危机帮助热线等。如果你参加成瘾康复项目，你可以从电话号码本找到大量求助热线。

接下来，和你的治疗师一起做一些提示卡，把在你非常抑郁的时候能够帮助你的方法都写下来。在你的求助电话以及备用方案都不管用的时候就可以用这些卡片。这些方法应该和你那些分散注意力、让你放松的活动有所关联。

有时候，做个现状检查就够了；有时候则需要和求助对象进行较长时间的谈话。怎么判断呢？

1. 当你心情不好时，判断一下你有什么感觉。首先你必须清楚事情发生时你的感觉是什么样的。不管你是否明白为什么会心情忽然恶化，一旦心情变糟了，就要打电话给你的求助对象。

2. 打电话的第一个目的是搞清楚引起心情不好的原因是什么。随着时间的推移，你要弄明白让你心情不好的情形有哪些，是怎样发展到这一步的？和你的求助对象交谈，从你心情好的时候开始回忆，然后一件事一件事地过一遍，一个对话、一件事、一个想法，直到你找到忽然让你感到心情变差的事情为止。

3. 打电话的第二个目的是做现状检查。在求助对象以局外人的立场来看，你的情况是否真的让人觉得很难过呢？你必须接受这一点，你的情绪反应有时候比别人更加强烈。了解到别人并没有跟你一样认为事情如此严重，这会帮助你冷静下来。

4. 如果你仍然觉得很难过，你可以再跟人谈谈，让对方帮你判断一下你的情况。你可以给求助对象打电话让她／他帮你看看这种情况。比方说，当你收到老板发给你的语音邮件让你第二天上班第一件事就是去他办公室时，你陷入了痛苦的深渊。顷刻之间，你似乎看到自己被解雇，流浪街头。但你的求助对象会提醒你还不知道老板会跟你说什么呢，可能你的老板只是想就一个即将上马的新项目向你征求意见。他／她也会提醒你，在知道问题是什么之前，没必要担心。

5. 要跟求助对象说清楚，在你打完电话后多长时间内，你会再次致电确认你已经恢复正常或问题已经解决。

求助电话在康复治疗中可以使用多久呢？只要你觉得还有用，就尽可以使用。根据病情的严重程度和发病频率，和治疗师评估一下这种方法对你的效果怎么样。我的估计是至少可以用上几个月。如果你是因为早期逆境造成现在的情绪问题，在你为童年的情感伤害接受治疗、重设应激反应以免过激反应时，你需要一些时间有目的地学会控制突发的应激反应。

学会就事论事，不要延伸过去的记忆

为了防止引起破坏性行为的情绪变化，需要控制你对问题的判断。创伤后应激障碍或早年生活伤害会影响到病人现在的情感，他们会把现在任何和创伤相关的信息理解为和过去一样的创伤。因为早年的痛苦和以前的创伤都造成对问题的过度反应，过激反应的强大影响会将现在的问题也理解为严重的问题。经历过创伤之后，大脑自动将每个小山包看成大山峰，你必须花费很大的力气越过那座山峰才能不让你的行为使事情变得更为糟糕。比如说，如果曾在一个下雨天遇到过一起严重的车祸，以后开车时你看到一片乌云都会心烦意乱，这会影响到你的驾驶技术。如果你在学校受过大孩子的欺负，你上班后会将同事一句无关紧要的话理解为怠慢从而为自己争辩，将一个原本是中性的问题变成一次争吵。早年生活的痛苦造成的另一个后果是病人在遇到问题时会自然而然地产生无法排解的忧伤。

这次的问题是灾难吗？

如果你想更为真实地评估你目前的情况，你只要注意一下你有多少次把生活中的小问题看作灾难即可。这可以降低让你突然激动起来的应激源对你产生的影响。你可以学着琢磨灾难出现时你的感觉，然后搞清楚问题的真实情况，而不是这件事让你想起了什么。问自己下面这些问题，把答案写下来或跟人谈谈这些问题的答案：

1. "这次的问题是灾难吗？"原原本本地解释你为什么觉得这是灾难。当然这样做的目的是要认清这不是真正的灾难，而是

你应激反应系统理解的灾难，而这是过激反应的结果。写下问题
之所在。

2. "最坏的结果是什么呢？"以及"最可能发生的后果是什
么？"你会发现你经常把有可能发生的和肯定会发生的混在一起。

3. "我能应对可能发生的后果吗？"你也会发现你可以战胜
最坏的结果，但回答你可以战胜最可能发生的结果。

然后，在纸上写下发生其中任何一种结果时你可以打电话求
助的对象有哪些。随着事情向前发展，在你采取任何行动去解决
问题时，和提供帮助的人或朋友联系让他们帮你出出主意。

有意识地调整你的反应

另一个重要的步骤是检查你反应的强度，有意识地调整你的
情感反应，用思维能力（前额皮质活动）来控制消极情绪（边缘
活动）。你将通过改变大脑来改变身体带来的反应。过度反应感觉
很真实（"哦，天啊，我的心都快跳出来了，我真的很难过——情
况一定很糟糕。"）。这时你必须用上理性的思维来帮助你减轻对问
题的反应程度。你可以从认为"这是一个大灾难"变为"这可能
会有点不方便"。为了做到这一点，回答以下问题：

- 这有点不方便吗？
- 这很不方便吗？
- 这是一个灾难吗？

上面问题的答案都要写出理由，为什么你觉得有点不方便、很不方便或是一个灾难。你在努力调整情绪的激烈程度并使之冷静下来。

用这个方法经过几件事情之后，你的大脑就会慢慢改变了。随着时间的推移，你的应激系统就不会变得那么激烈了。你在成年时要学会为自己做一些你父母在你儿童时期做得不够的事情：倾听自己的声音、抚慰你的情感。这有点像用手去调整炉子的恒温装置。现在你必须有意识地将原本应该自动运行的程序植入你的应激反应系统。

罗莎（Rosa）是个很典型的例子，她很容易陷入绝望。她经常两三周不去看病，然后又出现了，说她曾经陷入恐惧之中。在她心情不好的时间里，她把所有时间都花在工作上，或上网，整晚看电视，吃比萨或外卖，不做饭，不和朋友交谈，几乎不离开家。我们开通了求助电话，要么打给我，要是我没空，就打给她最好的朋友。刚开始的时候电话并不多，因为罗莎不相信我们能帮到她。但是打过几次电话之后她感觉有明显好转，她开始每天都打个电话问问她的感觉是否正确。

罗莎发现，她往往在觉得别人拒绝她或对她漠不关心时会陷入绝望。有一次，她参加的保龄球队决定解散，她觉得这就是想赶她走。在跟我谈完后，她意识到她不仅对于球队解散的原因根本没有充分的证据，而且承认她并不喜欢这个保龄球队，也希望找个办法改变这种状况。她还注意到她的上司也是让她陷入绝望的原因之一。跟她妈妈一样，她的上司也酗酒，让人捉摸不定，情绪易变。罗莎感觉在他的身边工作简直如履薄冰。后来罗莎认识到这并不是让人绝望的灾难，只不过是可以控制的低落情绪而已，她的绝望情绪就消失了。

我们也努力让罗莎去理解她的破坏性行为，在她需要的时候帮助她舒缓情绪。虽然她并不太想这样做，但她同意她一定下决心去做——叫比萨之前花十分钟骑自行车锻炼身体，周末约朋友一起吃饭。这样即便在情绪低落的时候也必须走出家门。她感觉到别人愿意帮助她（这有助于愈合她小时候被人忽视的伤痛），同时学会了自我舒缓，让她慢慢摆脱了绝望的情绪。最终罗莎能够对自己解释各种难过的时刻，找到更多积极的方法让自己平静下来。

记日记

你可以通过一个古老而熟悉的方式——记日记来实现神经的综合作用（将思维与情绪联系在一起从而保持更为平衡的内心状态）。记日记的理由有很多，但你可以藉由这个方法，当你被消极情绪打倒时，努力去搞清楚到底在发生着什么。在那种情况下，你不仅可能采取一些自我伤害的行为，也可能因为愤怒或冲动伤害感情。你可能会对孩子过于苛刻，对生活中的重要他人粗暴无礼，斥责你的上司，或其他一旦做完就很难修复的破坏行为。记日记可以制止你再对别人或自己采取伤害行为，认清楚正在发生什么，以一种更加健康的方式全面了解出现的新问题。在这个过程中，你会识别情感，使之和以前的生活经历相联系，看你是否能够区分过去与现在的情况。用下面的方法记日记，完整地记录下面提到的所有细节。（你也可以用谈话的方式和治疗师交流。）

1. 我的身体有什么感觉？

2. 这些感觉熟悉吗？

3. 我记忆中这种感觉最早出现在几岁的时候？

4. 我记忆中在什么情况下有过这种感觉？或就像闪过的快速镜头一样，印象中的自己有过这种感觉？

5. 两种（过去和现在的）情形有什么相似之处吗？

6. 其他人那时在做什么呢？

7. 我那时在做什么呢？

8. 现在其他人在做什么呢？

9. 现在我想做什么呢？

这种对情感和感觉的"大脑思维分析"方法会帮助你的大脑综合感觉和想法。将来这种感觉出现时，你会感觉到激动的情绪减弱了，逐渐让你在感觉绝望时避免陷入绝望，避免一些不利的行为。

记住：感觉仅仅只是感觉而已

感觉总会消逝。我们的身体体验、我们的感觉、我们的思维和行动是不可分割的，但感觉稍纵即逝。我们通过了解伴随着事情发生的身体感觉来了解情绪上的感觉。如果你觉得心中充满着温暖，你能体会到这一点并感觉到慈悲之心。脸上一阵发热可以被称作尴尬。你的身体通过你能够注意到的感觉来传递给你重要的信息。一旦你认识到并标记出身体传递给你的信息所代表的感觉，感觉就消失了。

要了解情绪，就需要注意身体感觉的复杂过程，并根据以往的经验进行解读。只有这样之后你才能决定要采取怎样的行动。比方说，如果你感觉到愤怒，你意识到了愤怒是因为你的心跳加速，你的脸变热，你的胃部缩紧又下沉，你脸部、下巴和脖子上的肌肉都绷紧了。愤怒的能量首先被感觉到，然后被标记为愤怒，最后你要决定对此采取什么样的行动。你可能很快让自己平静下来，选择对事情进行理性的评估，但首先你必须注意到并解读身体的感受。

当你遭受抑郁之苦时，你倾向于将所有的感觉标记为消极的感觉并添加上情绪低落的感情色彩。当消极的或不舒服的感觉出现时，要制止自动陷入绝望的倾向意味着要放慢这个阶段的情绪，并学会在没有警示的情况下注意这种感觉。感觉毕竟只是感觉——它们不是事实！并不是说感觉就不是真实的，而是说感觉不过是信息而已，而并不是所有的信息都是有用的信息。你可以通过将这些信息和其他信息进行比较来判断信息的可信度、有用性或重要性。为了做到这一点，你必须放慢从"正常"转变为"绝望"

的过程。这会让你搞清楚到底发生了什么。

　　给情绪贴标签是一个需要练习的过程，否则你容易在注意到一种感觉后，迅速给它贴上一个错误的标签。患抑郁症的病人往往容易跳过注意和贴标签这两个环节而直接从消极情感跃到绝望中去了。这个方法是帮助你放慢速度，注意身体的真实感受，而先不要去决定它到底意味着什么。"哦，我感觉胸口好紧，眼睛充满泪水。"先不要判断这是什么意思，而要了解所有的身体感觉。这被称为对某些事物的"被感觉到的感受"。只有当你拥有对事情所有的感受，你才能给出一个情绪标签："我很难过。"在那个特定的时刻，了解自己的感觉会带给你一种轻松感。"喔，那是悲伤。"就其本身而言，对于一直避免感觉到感受的人，这是一个巨大的成就。如果你搞清楚了伴随着身体感觉的情绪，有时候了解就足够了。

　　如果你了解你的身体发生了什么而将什么情绪归因于什么感觉，你会很惊奇，尤其如果你注意到事情发生的独特环境的话。那些同样的感受如热泪盈眶、胸口发紧可能代表着无用感，也可能代表着愤怒或压力过大。一旦你贴上标记，你的身体就会对此作出反应，并立刻给你这种判断是否准确的反馈。这与决定这种感觉对于你、你的生活、你的身份、你的未来或其他人对你的意图意味着什么是不一样的。如果不能正确地评估情绪，你就不知道那意味着什么。而陷入绝望快速将你带入各种评估之中，这个方法的目的是在你犯更大的错误之前适可而止。

　　比如玛丽（Mary）有天来看病，她非常难过。她对自己如此抑郁感到很生气，失控地大声斥责自己再不会好起来了——因为她觉得今天抑郁，那以后也会抑郁，而如果"她还是这样抑郁的话"，治疗就毫无用处。我让她停下来，闭上眼睛，集中精力注意身体的感受是什么。她发现她的肩膀很重很痛，就好像在肩上背着一个很重的袋子。她注意到全身的肌肉都很累，她感觉很虚弱，即便坐在椅子上也是如此。接着我们找一些可以描述这种情绪的词汇。她尝试着用"累了"、"疲倦"和"难过"，最后她找到了"压力太大了"。我问她生活中有什么事情让她有这么大的压力，玛丽的眼睛满是泪水，她脱口而出："跟女儿吵架真让我烦透了。"在此之前她从来没有谈到过她女儿。她一说完这句话，我们就打开了关于单亲妈妈养育儿女的话题。过了一会儿我问她身体感觉怎样了，她发现压力感已经消失了。我问她是否还抑郁，她很惊奇地发现她已经不抑郁了。她说："我只不过心力交瘁而没有认识到而已。如果把女儿的事情跟朋友说一说，很可能就足够了。"

　　练习"感觉不过是感觉"的方法可以阻止你陷入绝望或避免你陷入畏惧之中。现在，努力搞清楚身体的感受到底是什么，让自己知道这个时刻你不用改变自己的经历。你不需要修改它、解决它、去除它或理解它。很多抑郁症患者在经历到痛苦时将它变为一个很大的问题："哦，我真是太抑郁了。"如果仅仅是感觉到难过，你没必要小题大做。患上抑郁症后，人们容易脱离主题地去想为什么会难过，为什么这次跟以前一样又觉得难过，为什么总是觉得难过，总是不停地觉得生活多么糟糕。

相反，如果你有了一种你标记的感觉，尽力去注意一下你是怎样贴上这个标记的。你标记的是什么身体感受？你是否胃痛、胸口发紧、嗓子说不出话来、眼睛刺痛？身体感觉会带给你一些信息。自问一下："现在到底是什么引起了那种感受？"注意，这个问题与过去发生的事情毫无关系，与未来将要发生的事情也毫无关系。放慢感知和标记的过程，你可以看到你对现在正在发生的事情作出反应而难过是恰当的反应。你会立刻体验到感觉是暂时的，如果你不和它们纠缠，它们立刻就溜走了。注意这个行为本身通常都足够让感觉溜走。多么让人解脱的一件事！

由于大脑在联结方面（神经网络）非常有效，因此你要努力停止对身体感受的自动解读。你需要练习来识别然后打断大脑对消极情绪的自动联结。跳过刻意注意的过程，直接从身体的感觉进入解读阶段是很常见的现象。被称为"聚焦"的心理治疗方法非常注重学会怎样跟随身体的感觉，首先识别身体的感觉，然后标记情绪。

感觉仅仅是感觉

首先注意身体的感受。

1. 体会身体的感受，然后有意识地延缓判断。

2. 注意你是怎样给身体感受贴标签的。你给贴上什么样的感情标签？

3. 你了解这种情绪吗？这是学会处理现实的第一步，认识情绪对健康很有价值。

注意这一点：感觉不过是感觉而已。

4. 注意当时发生了什么引起了这种身体感受。

5. 尽量不要和过去做比较或担心未来。

6. 尽量阻止自己将这解释为你命中注定的或生活的一部分。

7. 不要修改或改变这种感觉，让它自己溜走。告诉自己："我没必要了解每种感觉。我没必要为这种感觉编一个故事。我没必要对这种感觉采取行动。"

做些不一样的事情——从现在开始！

有一件你能够做主的事，那就是当你心情不好、尤其当你的情绪忽然变坏之时，你能做什么。不是所有抑郁症病人都会陷入绝望，但他们都会以某种不能动摇的方式变得出人意料的低落。你可能注意过，当工作出现问题或当你的生活出现让你失望的事情时，你很难摆脱那种失望的感觉。此时，最好不要反复回想你过去曾遇到过的类似的事情，这只会让事情更糟，你该做些不一样的事情。这正好是你试试转移注意力和放松心情的好时候。

抑郁症病人的行为往往反映出大脑不灵活、无创意或短路，他们很难找到新的解决问题的方法。每当心情不好时，你都有可能作出同样的反应。你可能吃比萨、吃很多冰激凌、喝酒或整天躺在床上。这些不会舒缓陷入绝望的心情；只不过是以前一直这样做，让感觉变得迟钝、僵化的反应而已。

提前准备好用一种不同的眼光来看待事物，这会让你的大脑更有效地运转，因此，在情绪变得低落前准备一条不同的路径，这样会打破抑郁时特有的僵化而没有创意的大脑活动。在 12 步治疗方案里，打破旧模式的第一步就是打电话给你的求助对象（有经验的伙伴）。如果你没有参加这样的治疗方案，你也可以提前准备改变自己的行为。有很多可改变行为的方法，如想好在你拿饮料、吃东西或躺下之前你正好可以做的事情，这应该是件很小的事情。

比尔·奥汉隆（Bill O'Hanlon）（1999）认为一件不同的事情会带来很大的力量，他建议用一个计划好的转移注意的方法来打破旧的行为模式会是一个全新的（不那么具有破坏性的）方法的开始。即便是一个显然毫不相关的活动，如吃冰激凌之前换一下鞋，就可以打破你的旧的行为模式而向新的方向转变。任何事情都能起作用：跟着收音机一起唱首歌，在街区附近散散步，洗个澡。选一件奇特的、独特的、积极的、跟你要做的事完全无关的事，在你感觉自己就要陷入绝望或感到情绪变得低落时、你倒饮料之前、一屁股坐在电视机前、对你的孩子发火之前、或做任何你常做的事情之前去做这件事。

然后看看发生了什么。观察这样做有什么结果会成为你改变旧模式时的一个习惯。看看到底发生了什么，不管你是否希望那样做。看看在转移注意力、舒缓心情或让自己平静下来这些方面哪些行为最有效。和你的求助对象讨论一下这些行为的结果会让这个方法更为有效。

培养对自己和他人的同情心

抑郁症常常使人变得很严厉，不管对自己还是对他人。心情不好和过于活跃的边缘系统产生的不灵活性二者遭遇在一起，形成了对事物较为消极的理解。由于神经递质的活性较低，缺乏左前皮质对思考的积极的、精力充沛的调节作用。更糟糕的是，前扣带回也运转乏力，因此在难过的时候，负责同情和移情的大脑回路被排除在外，而你为自己和他人所做的决定也都是不好的决定。怎样来打破这个模式呢？用一种方法有意识地激活负责同情心的回路。如果你能养成培养同情心的习惯，你就会感觉好很多。

在这个过程中，你将学会有意识地将精力集中在同情心上，帮助大脑了解同情心是什么。和你的治疗师或了解你的朋友谈谈你的感受，或自己写下来。你知道在抱着一个啼哭的娃娃时，慈爱的父母应该说什么的吗？你还能想起来那种低吟着、轻柔地拍打着说："好了，好了，没事了"吗？这就是同情心的声音。这就是不能立刻缓解你的痛苦的充满慈爱的父母的声音。有时候要过一会儿父母才会给你喂食、换尿布，或者搞清楚到底出了什么问题。但如果你的痛苦没有得到过这样的关爱，你就不可能有这种直觉来这样对待自己。如果你对自己的痛苦缺乏同情，你肯定不可能对别人产生同情心。

在用这种方法时，你将会想起一些糟糕的事情或别人对你的伤害，这些是你需要制止自己去想的，但你却仍然不停去想和回忆。你在内心不停想着的是为什么这种事不应该发生，你多么坏或别人多么坏只会让你的心情变得更糟，很可能行为也会变得更糟。在你平静的时候尝试这个方法，因为你需要练习才能达到效果。

选择一个你经常责怪自己的方面，或选择一种他人可能让你陷入痛苦的情形。你可能责怪自己喝酒太多、仍在抽烟、没有去读大学、家里乱七八糟或总是给别人做受气包。现在：

1. 选择一个情形。挑选一个你想尝试做些改变的情形——你希望能够改变或让你生气或有挫折感的事情。或选择一个别人的行为困扰你而你感到无法容忍的情形。

2. 现在实事求是地描述一下其中的行为，不管是写还是大声说出来。从一个完全客观、不偏不倚的角度描述其中的行为。如果这是关于你在做的你不喜欢的事情，讲讲做事情的那部分你——这并不是整个的你的想法；如果是整个的你的想法，你就不会内心觉得矛盾了。如果是关于别人的行为，以同样的方式对待他／她，描述那个人身上你不喜欢的部分，是那部分让他／她在做着这件事。不要谈你为什么或别人为什么在做着这件让你反感的事。

3. 尽量真实地了解让你挣扎的部分。在那个时候你看上去是什么样子呢？或了解别人挣扎时候的样子。然后想象挣扎的你或别人就坐在你的对面。

4. 现在你要用恰当的语调说一句充满怜悯的话。如果你是写下来，想象自己大声说出来。事实上，如果你一个人独处，就要大声地说出来。对那个正在挣扎的自己或他人说类似这样的话："哦，亲爱的，你正在挣扎。"记住，这部分的你（或他人）不是你（或他人）的全部。这部分的你或他人正在苦苦挣扎。用一点时间感受一下你创设出这个同情的情境时会发生什么。

5. 现在你要提出一个真诚的、感兴趣的问题。问正与你对话的那个部分："是什么把事情弄得这么难过呢？"

6. 想象你就是那部分的你或那部分的他人，对问题做出回答。以正在痛苦的那部分的语气说出或写下来为什么这么难过。记住你正在对话的那部分是"没有同情心"和"不耐烦的"。

7. 听听回答是什么。如果你说话时不是很多疑的话，你会听到很有趣的回答。

8. 现在你扮回那个"更有同情心"以及不偏不倚、不说教、不争辩的人，简单地说："你是对的。这的确很让人难过。"不要在这句话后面增加任何东西。

9. 说一说（或写下来）你没有在这句话后增加任何东西时的感受。

根据情况的不同，你将会发现各种不同的东西，但正如你所说，承认"那很痛苦"是什么感觉，你会开始接触到你的伤口、恐惧或失望，这些让你逐渐失去同情的东西。你将会开始重新了解自己和他人。

练习培养同情心

1. 挑选一个你感觉不到同情心的情形。将行为本身写下来或谈一谈，不要涉及背后的动机。

2. 看看你（或他人）挣扎的那部分。

3. 对那部分说"哦，亲爱的。你在挣扎"。

4. 问"是什么让你这么难过"。

5. 听听回答是什么。

6. 说："你是对的，这的确很让人难过。"就此为止。

7. 停止后你的感觉是什么？

关于同情心的禅修

对自己和他人同情的能力可以通过每天的禅修得到培养。在12步康复计划里有一个特别的步骤：不要评价别人——其目的就是不要充当法官的角色。在一个环境中，你只能知道自己的角色，当你不再对别人的动机或原因指手画脚时，你就可能有同情心了。不评价别人是每天要做的行为，不要只看到别人身上的问题。如果你发现自己正这么做，提醒自己你的角色不是对别人指手画脚。

你也可以尝试另外一个在我病人身上起到过神奇作用的方法。当你发现自己在一遍遍回想别人对你做过的不好的事情时，你显然对这个人没有同情心，试着为他们的幸福祝福30天。即便你内心并不想这么做，那也没有关系。试一下：为那个人拥有的所有好的品质祝福——智慧、诚实、善良、所有他或她的需求都得到满足，等等。这样祝福 30 天。这会将你的憎恨带走。

芭芭拉（Barbara）对前夫欺骗她、毁掉她的生活愤怒不已。在她发现他有了婚外情后他们就离婚了，尽管她从来不想拥有只能有一半时间和孩子们相处的离婚生活，也不愿意失去她向往已久的幸福的家庭生活。三年前他们就离婚了，芭芭拉知道她应该忘掉过去，但她却做不到。她不停地回想过去，感觉她的生活再也不可能幸福了。他仍然是她心中的一颗肉刺。他不能按时支付孩子的抚养费也让她生气，就像他以前对她做过的那些龌龊事一样（他责怪她对自己不够容忍而导致了离婚）。而他和一个更年轻的女人结婚也让她生气。

芭芭拉在第一次听我让她给前夫祝福以摆脱对过去事情的纠缠时她很愤怒，但还是半推半就地同意试试。她后来告诉我说她很清楚她根本不希望他幸福——她不希望他有好的生活，她希望他受苦。但她还是祝福，她还是希望她的祝福能够应验，尽管她很愤怒。她认识到让她从他身上得到自己需要的东西——对自己更好，更好地履行对孩子的义务——唯一的方法是让他满足、诚实、对生活满意。如果他做到了，那他就会对她诚实，也能履行他的义务。她说不知道具体是从什么时候开始的，但她的憎恨慢慢消失了，离婚给她带来的痛苦也减轻了。

如果你不喜欢祝福，你仍可以通过冥想来培养同情心。激活同情心和怜悯的感觉是冥想的一个自然结果。有几种方法来做到这一点。开始时可以对一个词或词组进行冥想，如"和平"或"可怜可怜我吧"。另一个方法是对着一个你认为神圣的东西冥想，让自己沉浸在神圣的氛围里。

忽然陷入绝望的人需要增强自我观察和提高自我效能感。电话求助可以直接帮助病人进行自我观察。电话求助的目的是通过对实际发生的事情进行重新定义、理解和观察来促进认知的变化。认知的变化会带来行为变化。改变你对身体感觉的理解是一种以非破坏性行为解决问题的方法。用神经综合方法如记日记的方法帮助大脑愈合以便将陷入绝望的行为从抑郁症的行为与情感的结果中剔除。最后，培养同情心帮助刺激大脑激活在年轻时候缺乏的怜悯，让你对自己及他人更仁慈。所有这些方法所期望的结果是你获得更多的自我效能感——也就是说，你可以用更加积极的方式处理日常生活中的问题。

第十章

第八招：拓宽你的视角

抑郁症缩小了人们的视野，使得人们将注意力过于集中在自己生活中的问题上，而忽略了其他事物。而你在看待事物的时候也被抑郁症蒙上一层感情色彩。所有事情都笼罩在消极的阴影中。你对事物的解读也局限于抑郁症的两个最显著的特征：无能感和没有价值感。认为自己没有能力或没有价值的想法磨灭了你的斗志，让你不愿做任何新的事情或进行任何新的尝试，也不愿接受挑战，不愿以新的视角去看待问题。你倾向于通过抑郁症的眼光去看任何事情，就好像你的无能或没有价值确有其事一样。

你的参照标准决定了你怎样解读正在发生的情况。抑郁症的问题是总给事情套上一个消极的背景，而这通常是不准确的，致使你去做一些让事情更加糟糕的事。这就使得为什么拓宽视角变得如此重要。在心理治疗中，我们把以新的视角看待事物叫作"重构"，指的是你可以选择一种新的方法去决定一件事意味着什么以及你将怎样处理此事。你对所发生的事情做出的反应是由你参照的方式决定的。

比如假设你是一名教师，正在辅导一个数学成绩不好的学生。

在上课的时候，学生忽然大发脾气，冲你大声辱骂。你可以以一种消极的方式来理解这件事，认为这孩子的行为是恶意的和故意的（试图以此逃避做作业），或者你可以认为自己是个不合格的老师。你也可以用另一种方式来解释，孩子忽然发脾气可能表现了他的失败感与恐惧，担心自己不如别的孩子那么聪明。如果你用消极的方式，认为"他是故意的"，你会为此惩罚学生——如果真正的原因是孩子很恐惧，这样一来只会让孩子对自己的感觉更加糟糕，也会有更加糟糕的表现。如果你从他的失败感且恐惧的角度去理解，你会帮助他平静下来，有效地处理他的挫败感，在不利的环境中培养更加良性的学习过程。

刻意改变想法会对感觉也产生影响。一个全新的角度会让你以不同的眼光看待问题，因此也能够对此有不同的感觉。再用一下教师的那个例子，一个新的视角意味着你不会觉得自己是个不合格的教师，而是会对努力学习的学生产生同情和怜悯。哪种情绪会产生更为有利的结果，这是显而易见的。

拓宽视角的目的在于寻找新的角度，寻求一种新的方法去看待正在发生的事物。改变思维方式是基于大脑的改变：你在用你的大脑来改变大脑。你将决定是否暂停你的反应、后退一步、仔细观察而不是立刻作出反应，然后才决定采取什么样的行动。你在观察时一点小小的改变都会为你的情绪带来大的改变，也会影响对你的情绪作出的反应。找一个放置"撬动世界的杠杆"的支点其实是指改变你对事物、经历及与他人交往时采用的心理参照。

如果你在采取行动前有目的地进行观察，就会发现你正从一个完全不同的支点来撬动你的世界。

学会观察，而不要评判

观察事物的能力是可以培养的。很多时候我们对身边的世界视而不见，但是，花点时间来了解我们之所见、弄清楚我们之所闻，把我们的所闻所见当成彼时彼刻独一无二的看待，是很有必要的。事实上它们也的确是独一无二的。但我们的大脑给事物分类、将新信息归入已经分好的类别之中，从而让我们很快地思考和快速地学习，这就使得我们能够不做过多思考就快速作出反应。的确，如果我们无论做什么都好像从来没做过一样，这样效率会多么低呀！

但是对于抑郁症，大脑的分类都带上了浓重的消极的感情色彩。如果过去的经历让你难过、伤心或失望，以后发生相同的事情时，猜猜你会怎样处理呢？你会觉得难过和受伤，你可能想都想不到要跳出过去的经验、以不同的眼光再看看这件事。以开放的心态打破这种倾向就可以摆脱发生在每个抑郁症病人身上的这个问题。

决定你的感觉有什么含义

有一句话叫"疼痛是不可避免的，受苦却是心甘情愿的"。很多生活中的问题最后会带来身体或精神上的疼痛，但这并不意味着你就一定要受苦，或你的形象就要被包裹上痛苦的外衣。它仅仅意味着，此时此刻你正遭受疼痛。不幸的是，这正是抑郁症病人容易忘记的一点。

很多人不愿接受他们正在经历的事，或想努力改变他们的经历，以使之符合他们事先认为他们应该有的感觉。一旦他们去将"现实是什么"与"应该是什么"进行比较，他们肯定会感到失望和郁闷。当他们抑郁时，就会出现诸如"事情不该是这样的"、"我不该有这样的感觉"或"我不应该这样做"这些典型的想法。

尤其如果你的抑郁症反复发作，你会与反复出现的抑郁感进行斗争，尽量不去注意这些感觉或这些感觉从何而来。不要试图制止这种感觉或将这种感觉赶走，而是要尽量避免做出评判，要有点好奇心："哦，抑郁，你又来了吗？好像又感觉到你来了。到底发生什么了呢——你为什么今天又来了呢？你想要告诉我什么？"你可能会惊奇地发现，通常抑郁背后的感觉并不那么可怕。可能你只是对一个客人的离去而感到难过，或者因为在学期末要跟学生道别而伤感。人们也经常在自己所爱的人的忌日感到难过而产生抑郁。一旦你了解了抑郁症背后的感觉，让自己去感受它。如果你让自己感到难过（孤独、失望或疲倦），你就会发现抑郁也会离开地相对快一些。然而，如果你试图"阻止"消极情感，你会发现具有讽刺意味的是，抑郁也会变得更加顽固。这是让你去注意的！所以对自己温柔一点。不要因为自己有消极的情绪甚至抑郁而认为自己不好或者不对。对很多抑郁症病人而言，对自己温柔或怜悯并不是自然而然能做到的，也因为这个原因，培养出温柔和怜悯需要反复的训练。（请参考第七招里介绍的方法。）

　　如果抑郁症病人在尚不清楚是什么感觉的情况下而仓促决定意味着什么，这样同样可能出现问题。患有原发性抑郁症的病人——因神经生理倾向而引发的抑郁症——倾向于用消极的方式去解读所有的身体感觉，因此会引发恶性循环，使得消极想法强化了抑郁。当感觉疼痛时，你不会只是想："哦，这让我很痛。"而是想："总是发生这种事情。这是因为我无能、因为我没用才会这样的。"这种想法只会让事情更糟。

　　正如要记住你不喜欢的事情仍然会不可避免地发生一样，如果你认为它们之所以发生是因为你罪有应得、运气很坏、你得不到半点解脱或命中注定你一辈子都要生活在痛苦中，这样的想法只会让你更加痛苦。换个角度，如果你认为那种事情不应该发生，你就会与之斗争。与现实斗争会多么令人抑郁，这真难以想象："我不想有这种感觉！""我很难过因为我不想＿＿＿＿＿＿＿＿＿（填空：被女友劈腿、失去工作、患糖尿病、考试得 C）。"抑郁症之所以发生是因为你在看待问题时将之归咎于自身的一些消极方面。实际上，你在构建自己的现实。虽然这让人很难相信，但如果你能从一个不同的角度看待事物，你的反应会截然不同。比如，"我不想被女友劈腿，我很难过，我不想这样"与"她甩了我，我再也不会感到快乐了"这两种想法所带来的反应是完全不同的。

　　考虑一下你用哪些方法构建自己的现实吧。每个人带来信息，然后解读信息的含义。是不是经常有人感觉你说的话（或写的电子邮件）冒犯了她／他，使得你赶紧说"我不是那个意思"？你也肯定经历过相反的事情：你从听到的或读到的话中体会到的含义，跟说出来这话的人本来的意思完全不同。这种事情在电子邮件中经常发生。你读到语句并将意义附加在文字上。如果你认为发送邮件的人在批评你，你就感觉到被批评了。而这会成为你对此作出反应的"现实"，不管对方是否真的在批评你。或者你的朋友可能在一个晚会场所的另一边给你一个"眼神"——这会使得你花一个小时和另一个朋友打电话猜测这个眼神到底是什么意思，为什么她会这样做，你该怎么办——最后却发现你的朋友其实根本没看见你，她的眼神跟你毫无关系。如果你在解读这些之前对情绪产生的原因做些调查，你的痛苦也就可以避免了。

　　丹尼丝（Danise），一个年轻的妇女，因为抑郁症反复发作经常找我看病，一天她来了，对她的朋友乔妮（Joanie）气愤不已。"她让我去当她和她男朋友晚餐的电灯泡！"丹尼丝怒不可遏地说，"她难道没长脑子吗？"我让丹尼丝理清思绪，说一下事情的经过，看看身体有什么感觉。"糟透了。"她回答说。但是"糟透了"当然不是身体的感受——只不过是事情的严重程度。所以我问她，身体的哪部分有感觉。她感觉胸口很紧、肩膀很重。她问自己："为什么这件事让我有压力？"她立刻明白过来：她嫉妒乔妮的爱情，她要么拒绝好朋友的邀请，要么孤单地度过一个晚上，这让她紧张。

此时她对乔妮没有好或坏的判断。丹尼丝发现问题在于她的感受，她意识到她可以选择怎样去反映。她可以只和乔妮见面，也可以待在家里，或者可以满怀妒忌地和他们俩一起见面。认识到自己有所选择让她感觉好了很多。

　　患上抑郁症以后，注意到的东西立刻被消极的情绪过滤掉。要打破这个倾向必须有意向和意识，你不能自然而然地这样，只有在你有意识地练习一段时间后你才能做到。为了这个目的开始练习：（1）首先关注身体知觉，注意你的感受并标识你的情绪（关于给情绪贴标签的讨论，请见第七招的"感觉只是感觉而已"）；（2）不要急于对其意义进行评判；（3）找出是什么引发了你的感受。用这种方法你就能摆脱过去自动产生的看法，形成新的视角，接受正在发生的情况，决定采取什么样的行动。

　　比如，如果发生了车胎没气这样的事情，你说："太糟糕了！为什么我老遇到这种事！今天一天都毁了！"这样说只会让你感觉更加糟糕。但如果你这样说："哦，车胎没气了。我现在就修好它。"这样在车胎没气和消极情绪间就不会有必然的联系，而只能说明你面临着一个问题，你需要去解决它。这就是我的一个病人，杜安（Duane），发现他的车在停车场被彻底毁掉后所采取的行动。一名年轻的司机拐弯太快，就从他车上轧过去了。当杜安看到他的车时，他立刻深吸一口气，在心里想了想。他既不能做什么，也不能说什么来改变这个事实了。他并不认为这是老天爷在给他一个教训。他只是问自己："既然已经发生了，也无法改变了，该怎么办呢？"他决定给保险公司打电话，问怎样拖车。我问他当时是否真的这么镇定，他回答说："我不愿相信我的车是故意被毁的。那个年轻人肯定不想毁掉我的车，所以我没必要保护我自己。因此，变得难过、生气、抑郁或产生任何强烈的反应都是没有必要的。我有点失望是因为这车本来还可以再开一段时间，也有点沮丧是因为又要去买一辆新车，但这是我买保险的原因。"没有认为问题的出现是命中注定的或是他的过错，也没有把别人的行为看作是对自己的攻击，他就能保持镇定并找到好的应对方式。

接受正在发生的事情需要做到对事情不做评判，然后用左前额皮质的能力去控制思考、调整情绪，你就可以有意识地选择不同的方法处理情绪反应。以下四个步骤可以帮助你记住怎样去做：

1. 记住：情绪反应源于你对问题或交流内容的解读。
2. 观察：到底发生了什么、你感觉到了什么样的身体感受？
3. 不去判断为什么会发生这种事。
4. 集中精力寻找什么样的处理方法比较有益。

决定你的症状意味着什么

当病人出现抑郁症的症状时，往往意味着某些事情的发生。当你流鼻涕、咳嗽，意味着你感冒了。如果你被虫子咬了一口，那个地方红肿了，意味着你对虫咬过敏。抑郁症病人同样也会将一些含义赋予他们出现的症状，通常把他们的疲劳和不愿活动理解为无能或无用，或作为他们前景无望的证明。

　　问题在于：你的抑郁症症状可能意味着很多事情，但其中的因果关系比虫咬要复杂。你为什么变得抑郁，这其中可能有很多不同的原因，在第三章讨论过，了解了这些原因会对治愈抑郁症大有裨益。如果你草率得出你患抑郁症的原因是无能或前景无望，就会阻止你寻找到真正的原因。

搞清楚抑郁症发作的目的是什么

　　当人们谈到抑郁症时，他们通常会说"他患了抑郁症"或称之为"症状发作"——就好像抑郁症是一张让人窒息的毯子盖到了倒霉的受害者身上，而一旦摆脱了毯子，一切都恢复如初了。当然，抑郁症的确让人身体变得虚弱，康复是我们的目标。但抑郁的症状可能是为了达到一个目的，而这事实上很有好处。拓宽你对抑郁症的认识会帮助你认清那个目的是什么。

　　假设你感到很累而不想去看儿子的棒球比赛，或参加姐姐的生日晚会，或不想打扫卫生。抑郁症疲惫的这个症状事实上想达到的目的是什么呢？你之所以不想去看儿子的棒球比赛，其中部分原因是你知道你会将自己跟其他孩子的父母进行比较而显出你的无能。而你感到很累不想参加姐姐的生日晚会是因为你不想听你母亲对你喋喋不休的批评。和朋友聊天时沉浸在抑郁里可能让朋友更加关注你。抑郁症病症发作并不全是不受欢迎的原因引起的。

　　要想了解抑郁症症状出现的目的，你不能将它们判定为负面的。比如如果你把你的疲劳仅仅看作是一个不称职的父母的表现，你就不可能有如此开阔的思维联想到这会让你避免一个不愉快的场合。一旦你了解了抑郁症症状出现的真正目的，你就可以找到达到这个目的的其他的更加健康的方式。你可以想出一些，如听而不闻、转移注意或不当回事的办法对付妈妈的唠叨，或让朋友仔细听你说话而不是沉浸在抑郁的事情当中，如谈论一下你前不久刚看过的电影或在收音机里听到过的故事。

保持开放的心态来关注自己的抑郁症，可以让你学会怎样去改变它。就像我的良师益友保罗·鲍尔迈斯特（Paul Bauermeister）告诫我的："在黑夜里能学到你在白天学不到的东西。"

停止假设

每个人都对事情为什么会发生做出自己的假设——这是大脑试图了解世界的一个自然而然的方式。但在你做出假设的那一刻开始，就很难去思考环境中其他东西可能意味着什么了。而对于抑郁症患者而言，这个问题更加严重，因为抑郁的大脑做出的假设通常是消极的、错误的。

注意一下你是多么经常地做出假设。"我敢打赌如果我周末之前没有接到电话，他们一定不想雇用我了。""我敢肯定我之所以没有被邀请参加他们的晚会是因为没人喜欢我。""我知道她没给我回电话是因为她不想面对我。"你以为你知道别人行为背后的原因或者某个特定事物发生的原因。

不做假设是要尽量避免评判。"不加评判"表现了你对自己及他人的爱。它意味着你注意到那些你不喜欢的或他人对你表现出恶意的消极假设，但你对此能够做出其他的解释。如没回你电话的朋友可能并不知道你打过电话。即便你不相信这种解释——你仍然在内心深处相信她是不想面对你——你唯一能做的也只有去承认那是真的，这会挑战你认为自己无能或无用的想法。当然，自我批评本身并没有什么错——承认自己的不足并努力改进是个人成长的一部分，但抑郁症患者的自我批评与健康人的自我批评有很大的区别。当人们患上抑郁症时，他们会认为自己全身上下一无是处，认为这是没有办法改变的。这是为什么我们要摘掉障眼物，看清楚自己以及问题的真实情况或可能的真实情况。

另外一种挑战假设的方法是尽量"降低"你认为的真实性的程度。比如你在上骑马课的时候有过一次很不好的经历，你认为自己"是个非常糟糕的骑手"。这有可能让你走上抑郁症的惯常思维"因此我应该卖掉我的马再也不要骑马了"。要反对这种抑郁的假设你应该说："一次骑马课失败并不意味着我是个糟糕的骑手。"但如果你很抑郁，这种做法对你来说就太难了。此时一个更好的办法是降低真实性的程度："今天我没骑好，但并不意味着明天我也骑不好。我可以学习今天的教训，以后做得更好。"或者比如你在应聘一个心仪的工作时面试表现不好，不要说"我

彻底搞砸了面试，永远也不会得到那个工作了"，而是要说"我
彻底搞砸了这次的面试，永远也不会得到那个工作了，但我会用
这次的经验在将来的面试中表现更好。"或者如果你和女朋友进
行了激烈的争吵，不要认为"我们的关系完蛋了"，而是要说："我
们现在的关系有点问题，但还是有机会在将来变得更好"或"她
最近压力比较大，如果她压力小一些，我们就不会经常吵架了。"
将假设的程度降低，你就不会觉得你无用或无能，让你更容易从
新的视角看待实际正在发生什么，让你平静下来。

如果你能以同样的方式不去评判他人，你就可以从感情生活
中获得更多的欢乐。丹·西格尔（Dan Siegel）（2007）用 C.O.A.L. 这
个缩写来总结这种用来停止评判的方法。这个缩写指的是用好奇
心（Curiosity）、开放的心态（Openness）、接受（Acceptance）
和爱（Love）去观察事物。在每个问题当中：

- 带有好奇心。了解正在发生什么。你的感受是什么？
- 保持开放的心态。可能发生了什么事？会出现什么情况？
尽量不要让自己对消极结果做出假设。
- 接受。接受正在发生的一切。
- 爱。爱自己和他人，消除自我谴责。

带有好奇心、保持开放的心态、接受和爱不是不要去反映，
而是要将自己从有害的、不恰当的或冲动的反应中解放出来，培
养更加平和及有益的反应方式。

扩展你对他人行为的解释

虽然这很容易理解，做起来却并不容易。抑郁症病人对自己解释别人的行为时，往往容易给出一个消极的原因。比如观察一名司机："那个人刚刚别了我一把。他肯定特高兴！"或观察一个在商店买东西的妈妈："她太粗心了。看，她对孩子的哭声简直无动于衷。"或："她从来不回我邮件。她肯定是对我生气了。"当你发现自己在给别人的行为找原因时，停下来想想有没有其他的原因。可能那名司机刚刚开车不小心。那位妈妈可能在给孩子买药，孩子耳朵发炎很疼。你的朋友可能不小心把邮件删除了，所以不知道要回邮件。改变你给问题寻找解释的方式可以打破你的自动的消极模式。

记住有些事情跟你无关

患有抑郁症的病人看上去通常都非常以自我为中心，好像发生在他们周围的糟糕的事情都是由他们引起的，或是故意折磨他们的。但事实上，很多事情的发生跟他们绝对没有任何关系。试着看看发生在你身边的每件事情，跟你真的没有哪怕一丁半点的关系。这就意味着问题并不是你的错，你也并不能解决这些问题。你会忽然发现其他人都有他们自己的生活、自己的问题，而这会给你带来解脱。

查伦（Charlene）有段时间很难过，她经常感觉在工作上很无能。她的老板早上上班时心情很糟糕，她担心是不是自己做错了什么。我问她如果不把老板的不高兴看作由她引起的，她还能想到什么不一样的原因。她觉得他可能在抱怨交通不好，也可能因为他很累，或者对妻子生气——而这些都与她无关。因此，每天当老板走进办公室时她就试着对自己做这样的解释，她发现她上班的情绪有了显著的改善。虽然他仍然脾气不好，但查伦比以前过得更好了，因为她不再认为这是她的责任了。

干扰悲观情绪：改变消极想法和期望

改变消极想法和期望是朝向拓宽视角努力的重要一步。虽然将自己变为一个乐观主义者是需要一段时间的，但你可以干扰因抑郁而产生的悲观倾向，如果你发现自己悲观时，问自己下面的问题。

1. 在这个问题上你的悲观的想法或信念是什么？找到对你的选择有所限制或显示出消极期望的想法，如"我从来都没有按时准备好"、"我不会完成这个的"、"我不会上完四年的课程"、"除非我 ＿＿＿＿＿＿＿＿＿＿（减肥、找个更好的工作、租一间更好的公寓等），否则没人会喜欢我"。

2. 积极地反对消极及有限制性的想法，问自己："如果这些悲观想法是正确的，那它们出现的根据是什么？如果这些悲观的想法是错误的，那依据又是什么？"

3. 为生活中出现的不好的事情寻找其他的原因。不是所有坏事的发生都因为你罪有应得，你无能或无用。更加实际的解释是什么呢？（来好好想想。别人的行为是不是跟你毫无关系？比如你在交友网站上联系的那个女人没有回复你，是不是因为她正好刚遇到一个她喜欢的人了——而不是因为她觉得你没有吸引力。）

4. 考虑一下事情意味着什么。这真的会毁掉你的生活吗？这件事情不会意味着这么灾难性的后果吧？记住，你希望不要发生的事情与会毁掉你生活的事情，二者有着截然不同的区别。

5. 计划怎样改善情况。问你自己："这个消极的想法对我有用吗？"你可能发现它真的对你有用！可能它的用处在于让你不再尝试。如果你很抑郁，努力尝试会耗费掉你的精力。具有讽刺意味的是，任由自己抑郁和悲观最不耗费精力，但这不会让你感觉更好。

6. 找到积极的期望——这会让你相信事情会变好的。如果这种想法给你更多精力，你可以改变你的行为或思维，使情况得到改善。

尽量不要夸大消极经验的重要性

如果你患上抑郁症，大脑的过度活跃会产生消极反应。你会长时间地想如果所有的消极期望全部出现的话会发生什么。你把未来将要发生的事情看成是"灾难"，你推断由此引发的感觉也会很糟糕。你的大脑会过于活跃地产生诸如此类的想法："如果我不能毕业怎么办？我会感觉很糟糕的。"或"如果我的工作完成得不好怎么办？那会很丢人"。然后你会担心你的感觉会多糟糕，好像现在你就感觉很糟糕了一样，而以后也会感觉糟糕。你的抑郁让你一而再地感觉到糟糕。

但是你真的没必要为自己的感觉如此担心。下面是一个评估过程供你参考。

1. 找一件你担心会发生而且确实发生了的事情。如你的男朋友或女朋友跟你分手了、你没通过考试、你丢掉了工作或其他类似很糟糕的事。

2. 问自己："我那时很痛苦吗？"

3. 然后再问："那种痛苦持续了多长时间？"

4. 然后再问："我现在还为它感到痛苦吗？"

5. 反思："我是怎样挺过这件事的？是不是慢慢就变好了？我从中学到了什么？"

你的痛苦程度以及你是怎样挺过去的，取决于发生的是什么事以及事态的恶化程度。比如，如果你丢掉了一份很好的工作，你会痛苦多久从某个角度取决于你多快找到另外一份工作。但即便你几个月都没找到工作，你也可能在找到新工作以前早已经适应了，感觉也好多了。如果你过去曾经因为感情问题伤了心，你也很可能会从中恢复过来。但如果你找到了一个新的恋人，你恢复的速度比单身一个人要快一些。即便没有新恋人，你也会在某个时间点从痛苦中恢复，感觉不那么难受了。

你也可以找一些别人怎样面对逆境、战胜逆境，如何重振旗鼓的故事，以安慰自己。报纸、电视访谈节目和新闻节目到处都有关于人们怎样战胜疾病和困境的故事——一个在海地地震中失去一条腿的人正在寻求帮助重新开始跳舞；一个三十多岁的成功女性因年轻时犯下的跟毒品有关的罪而被投入监狱，尽管她做过让人恐怖的事情，但她在这些事情中变得更加坚强而将自己的经历写成了一本书。有数不清的励志故事和网站，每天都能给你鼓励。当你觉得自己不能摆脱痛苦时，找一些这样的故事帮你获得勇气。

困难在于，当你很抑郁时，你尽量不去思考消极经历的各种可能性，而在脑海中有太多关于以前经历的痛苦记忆，对怎样战胜痛苦却没有足够的记忆。在这种情况下，总是要记得告诉自己，不管你经历了什么，你都战胜了它。事实上，很多看上去很糟糕的事情都被你成功地处理好了。

你甚至可能为避开痛苦而沉湎于用新的心理和行为方式以让自己感觉不到痛苦。抑郁症通常让人们的情感变得很麻木，让他们对不愉快的情感视而不见。大部分人都不愿意感到难过、孤独、受伤害，也不要失望（或任何一种不好的感觉），而一些不幸的抑郁症病人甚至将积极的情绪也抹去了——幸福、兴奋、爱或快乐。不管何时、也不管有心还是无意，感觉变得麻木都有让自己变得更加抑郁的风险。

你或者会努力避免所有的感觉。喝酒是一种逃避痛苦的行为。过度饮食也是。任何让人上瘾的行为都是，如赌博或网络色情。而在精神上，你可能采用的任何逃避的方法，如玩电脑或电子游戏的方法，都能让意志变得消沉，花掉你大量的时间。但这样逃避有些问题：在你战胜问题之前，痛苦不会离开。你僵持其中，但问题还在，你不能永远逃避。痛苦会不停地突破你麻木的神经和逃避的努力而刺痛你。

为了战胜痛苦，你要知道痛苦一经说出来，就变得不那么痛苦了。然而，你一个人是没法这样做的。为了不再逃避，你需要高强度的支持——如找一个好的心理治疗师进行治疗。敢于面对精神上的痛苦说明你很勇敢，但不要以为单独一个人面对更加勇敢。在你痛苦的时候得到另一个人的帮助会让你的勇气能够持续更长的时间以让你走出痛苦。对于心理治疗师或任何其他人而言，要认识到，在帮助一个说出自己痛苦的抑郁症病人时，陪伴在病人的身边就足以让他／她持久地坚持下去。陪伴在身边意味着理解他／她的痛苦——而不是努力说服她／他。一个心理治疗师不能治愈痛苦，但当你感到痛苦时，他／她能陪伴着你。当你感受到痛苦的全部时，痛苦就会奇迹般地减轻。

延展自我对话

我的一个病人跟我说起她和她的初级保健医生谈起怎样改变

自我对话（即你在心里对自己说关于自己的事）的事。她想让他知道为了减轻抑郁她都做了些什么。"我在工作的时候，"她对他说道，"我告诉自己'过段时间我什么都能学会'，而不要对自己说'我不会'。"医生不假思索地说："那还不容易！"她有点意外。要改变一个长期消极的思维模式可没那么容易。她告诉自己对他而言那可能很容易，但对她自己并不是这样。很显然这名医生不了解抑郁症。我觉得她在处理这种想当然的批评时做得很好，她把他的话看成是反映了他的情况而不是自己的情况。

抑郁症悲观的思维模式和消极的态度往往会被自我对话强化。虽然消极自我对话有很多种，但我想重点讨论一下那种想象最坏事情发生的对话。为了改变你内心的消极对话，要注意你用"如果"、"可是"或"但是"的方式。

挑战消极的"如果"

当你抑郁时，"如果……那么……"的场景通常都是以失败、失去或失望为结果。比如，如果埃米（Amy）正在猜测为什么她的新男友几乎一周都没有打来电话，她对自己说的是："如果他还没打电话，那一定是他不想再见到我了。"除了恋情失败，她再也不能想出其他任何一种结果了。但埃米之所以不能看到一个好的结果，是因为她的想象力有问题，而不是她的感情生活出现问题。她的自动模式直接进入到最坏的结果，让她开始变得抑郁，然后很绝望。

然后他打来电话了。他妈妈遭遇车祸，他匆匆忙忙地走了，手机也没带，而她的电话号码存在手机里，所以他准备回来再给她电话。他从来没想到这个他真正喜欢、才刚刚开始交往的女人会因为几天没有联络而陷入绝望。埃米需要学会怎样去叫停悲观的自动模式。在鼓励之下，她将她对男友的担心放在心里（这是件好事），而只接受男友打来电话的好的结果。为了避免未来只看到消极的结果，我们一起改变她：（1）对"如果……那么……"的场景想象消极结果，（2）想出一些其他的结果。

当我们面临着的一件事情的结果尚不确定时，如一个重要的考试或一段刚刚开始的恋情，这时你就会去想象。首先，如果你不知道未来会发生什么，不要去想象结果会很糟糕。这需要认知能力去决定。你必须承认当你抑郁时，你就是不能想到所有的可能性。是的，有可能是坏的结果，但好的结果也有可能。所以当你告诉自己坏结果不是唯一可能的结果后，要想出好的结果。让自己认识到存在很多种结果，这需要想象力。因此如果你不能想象出好的结果时，找别人帮帮你。

这种情况下的关键词是可能。正如前文所言，即便你不相信结果会是好的，或你不期望结果是好的，你必须承认有可能结果是好的。将自我对话从"我的未来会让我失望"变为"我的想象会让我失望"。这二者之间有一个词的区别。

另一个关于自我对话中"如果"的问题是："如果有可能是坏结果，那就会是坏的结果。"关键要记住你的消极想法并不是预测。仅仅因为你担心事情不会进展顺利，并不意味着事情将不会顺利。

卡莉（Carli）有次哭着来看病。我问她为什么这么难过，她说她的猫不怎么吃东西。"我知道它是真的病了。我很快就得看着它离我而去了！"卡莉的行为就好像她的消极想法（"我的猫可能病了"）是对她的猫就要死了的预测。你必须打断这样一个有着消极结果的假设，而集中注意力看现在正在发生什么。停下来，看一看，听一听。你能发现你所担心的事和还没有发生的事之间的区别吗？

另一种挑战你假设消极结果的方法是回想过去你以为某些坏事会发生却没有发生的情形。你是否曾经被警察拦下而他并没有给你开罚单？你的孩子是否曾经晚回家而他并不像你担心的那样被绑架了？而你在工作中犯的错误并没有让你被解雇？你在去聚会的路上拐错了一个弯并没有让你因为迟到而毁掉整个晚上？我见过很多病人得到了在面试中表现很糟糕的工作、通过了他们认为肯定会失败的考试、在他们害怕参加的活动中玩得很开心。

不要说"但是"

"但是"这个词是我们拓宽视角时的强劲对手。它总是让我们不再有好的感觉而集中在负面的感觉上。"但是"是"单词橡皮擦"——它擦掉所有出现在它前面的单词。"我在这个项目中顺利完成了很多工作，但是如果我早点动手的话我就能把整个项目做完了。""今天晚上过得很愉快，但是花了太多的钱。"在你意识到你是怎样用"但是"这个词之后，下决心不要在积极评论后再出现这个词了。努力注意没有"但是"的积极评价会给你什么样的感觉。"我在这个项目中完成了很多工作。"句号。这是一个简单的小的改变,但能给你的感觉带来大的影响。这是一个心理的决定,去改变一种心理习惯。要想自然而然做到这一点,需要一点时间,所以不要担心一开始你要刻意这么做。尽可能多地注意用在你句子中的"但是",避免用到它。

用"可是"允许自己有矛盾的感觉

很多人如果他们有矛盾的感觉,他们就觉得是自己不好或自己是错误的。"我喜欢我的狗,所以当她咬坏家具的时候我不应该这么难过。""我的生活这么好,但我为什么会抑郁呢?""我不想半夜起床喂小孩,因为我实在累坏了。我不应该那么想因为我想要这个小孩。"接着你可能尽力让这些矛盾的想法变得一致,但那只会让问题更加严重。

你挣扎着想让所有的情感一致,只好忽略等号两边某一边的情感,却会致使自我责备或找不到解决问题的方法。你为其中的一种情感辩护,又为另一种情感辩护,为自己对积极的事情不高兴而感到内疚。如果你同时接受这两种感觉又会怎样呢?把矛盾的感觉或情形当成是正常的事情去接受,只要简单地在它们之间用"可是"连接即可。"我喜欢我的狗,可是当它咬坏家具时我觉得很难过。""我的生活很不错,可是我得了抑郁症。""我很累,可是我很高兴我有了小宝宝。"允许自己有不高兴的情绪,同时也认为积极的看法是完全正确的。这会减少你反刍的时间,也不需要跟自己辩论。

学会乐观

停止消极想法是挑战抑郁症至关重要的一部分，但要永远摆脱抑郁症，你必须学会从其他的思维方式中受益。生活并不总是一帆风顺，当事情不像想象的那样发展时，拥有积极的情绪会成为一个重要的力量来源。这个方法需要用上一些大脑能量，因此如果你觉得你不能单独胜任的话，就需要找人帮忙。这是需要"乐观导师"帮助的时刻了。乐观导师是什么？乐观导师可以是一个你能够与之交谈的真实的个人——如心理治疗师、教练、一个信得过的朋友、了解你正在经历着抑郁症的姨妈或舅舅等亲戚。

乐观导师也可以是一个"想象出来的朋友"。我不是说你应该和一个不在眼前的人说话，但你可以与文学作品或电影中某个代表着乐观精神的人物交流。我经常推荐抑郁症病人阅读路易斯·拉穆尔（Louis L'Amour）或 L. M. 蒙哥马利（L.M. Montgomery）的《绿山墙的安妮》系列或弗朗西斯·霍奇森·伯内特（Francis Hodgson Burnett）的《秘密花园》。这些作品中的人物在面对困难时充满着乐观和独立的精神。电影也是寻找这种人物的特别好的途径。不管悲伤的还是滑稽的，不管老的还是新的，电影都能提供不屈不挠的人物形象，如《飘》中的斯嘉丽（Scarlett O'Hara），《圣诞精灵》中的威尔·法雷尔（Will Farrell），《美味关系》中梅里尔·斯特里普（Meryl Streep）饰演的童年时代的茱莉亚。然后问自己："如果那个人物在我目前的处境中她／他会说什么呢？"如果绿山墙的安妮遭遇失业，她会说这给她一个发挥想象的新机会，给她时间访问一个好朋友或可以在家帮忙做更多家务。然后她就会动身出发去冒险。

最近我和露安妮（LuAnne）做了这个练习，她是我的一个病人，最近被她的老板以一种非常不人道的方式解雇了。露安妮哭着来找我。当然我充满尊敬地听完她的讲述，然后我们讨论是否有其他的方法来看待这件事。她得到了遣散费，因此未来的四个月都不用工作，我问她："如果你可以连续四个月一边领着工资一边待在家想干什么就干什么，你有什么感想呢？"然后我又问她："一个有收入、喜欢玩乐的、无忧无虑的女孩会做什么呢？"她脸上浮现出吃惊的表情，脱口而出说道："她会烤一些派！"最后她想象一个有收入的女孩未来几个星期要怎么度过，她笑着，想出了一长串她喜欢做的但以前没有时间做的事，而她被解雇的事已经变得没那么重要了。

充满激情：像"弗吉尼娅一样激情四射地说话"

充满激情是我最喜欢的培养乐观精神的方法之一，而像"弗吉尼娅一样激情四射地讲话"是我知道的最好的方法。我的朋友弗吉尼娅有很多让她抑郁的事情——她的成年的孩子因癌症离她而去，眼看着她的家庭因为伤心而四分五裂，她自己身患癌症（两次），治疗给她带来了严重的让她衰弱的副作用。然而，我每次听她说话时，她说到的都是她刚刚经历的绝对"最好的"的事情！她刚吃了最好吃的三明治，她刚刚遇到最开心的事，她比以前任何时候都笑得更多。在"弗吉尼娅"的话语中，今天的一切都比以往要好。

虽然对于一些读者而言，这听上去并不是一种自然的面对生活的方式，但这事实上是一种基于大脑的干预方式。当你沿着这种积极的方向进行比较，你就会激发幸福感。当你因生活中的事情不够完美而抹杀了生活中的美好之后，抑郁症就会变得更严重。如你可能会听到自己这样说："虽然我们在球赛中玩得很开心，但我们输掉了比赛。"抑郁症病人经常觉得一些好的事情根本不值一提。你也可能听到自己这样说："对，比萨是做得还不错，但也没什么特别的——以前也总是做成这个样子。"因此试试下面的方法：

做记录。记录每天发生的好的事情。这并不难。在口袋里或钱包里放一张卡片，每次一件好的事情发生时，不管多小的一件事，都要把这件事记下来。此时是需要心理治疗的时候了。心理治疗会让你坚持这样做，而且心理治疗师可以在你不知道什么是好的事情时帮助你。同时，你还需要时间去练习大胆表达你的激情。在心理治疗中，没有什么比回顾生活中的好事更有意思的了，心理治疗也为日常生活注入渴望、热情和希望提供了一个安全所在。

在话语中用上最高级

在谈论自己的好的经历时，尽量像弗吉尼娅一样使用最高级，让它变成"有史以来最好的"。最好跟别的人一起的时候这样，你不仅能因此听到自己大声说出来，被自己的语调、笑声和面部表情所激励，而且能看到由此所引起的社会效应。而如果你只对自己说的话就不可能达到这种效果了。如谈论在餐馆吃的一顿饭，把饭菜描述成你从来没有吃过的如此好的一顿饭。只要你大声说出来，就算把这当成开玩笑也无所谓。

　　然后注意一下你在表达兴奋之情时你有什么感觉。很可能你会觉得增加了能量——这是对抗抑郁症的良药。将一件事或一段经历描述为"有史以来最好的"是一种向上的比较，会强化对此产生的积极情感。你也会发现一些社交上的好处，因为与听你抱怨相比，人们更喜欢听你说"最好的"经历。

　　面对你的问题时拓宽你的视角，这很大程度上都由你自己掌握。虽然你有时需要帮助，但是否要尝试这些方法，是你的抑郁的大脑完全可以决定的，即便做起来可能并不容易。好消息是，在这个方向上取得的一点点的进步都会让更大的进步变得容易。作为开始，改变你无用或你的情况毫无希望的想法，想出哪怕一个别的想法可能都不是很容易，但一旦你为一个新的视角腾出空间，其他的角度就会更加快速地出现。虽然刚开始的时候有意识地采取积极的态度让人有点尴尬，但你做得越多，就会变得越自然。在下一章里会讲到，大脑的灵活性是从抑郁症中康复的重要部分，但如果你的视角局限于抑郁症的狭窄的思维模式，大脑就不能变得灵活。通过开拓视角，你赋予自己去自由思考和行动的空间，这不仅让你自己受益，也让你身边的人受益。

第十一章

第九招：增强灵活性

如果你看过职业网球赛，你可能注意过，选手们总是尽力保持一种姿势，以便他们能尽快跳到球打过来的任何一个地方。他们的目标是尽可能保持灵活，以便能够应对对手打过来的任何一个方向——然后尽快地回到此前的最佳位置。就生活而言，道理也是一样的。你从来不能准确地预测生活中将要发生什么，但准备好灵活地、及时地做出反应，你就会占据上风。

然而，对于抑郁症患者，灵活性却大打折扣。病人的大脑困在古板的思维方式中，行为也锁定为重复性的模式，而精力不足让问题变得更加复杂。虽然拓宽视角是一剂抵抗抑郁症的良方，但增强你看待事物及做事情的灵活性、以此取代现在抑郁的方式，才是真正治愈抑郁症的方法。如果能变得更加灵活，你的症状会发生变化，你也将能够增强大脑活动以击败抑郁症。

这个方法中有几个方面涉及了神经系统，要么用来识别要么用以改变你的一些典型反应。通过打断消极的网络联结、建立起积极的系统回路，你的思维活动、情绪和行为的范围都会更广，而你也能在思维和行动上更加灵活地做出选择。越快找到新的心理定位，就越容易减轻抑郁症病情。

不要再对自己的情绪做出反应

你目前的心情左右着你对生活的体验，这其实是抑郁症不灵活的一个表现。留意一下，有多少次因为你心情不好，让你又遇到倒霉事。还记得神经网络吧：你因眼前的坏心情，联想到上次有过类似心情时你的所感、所想和所为的一系列记忆。心情不好时，你认为将要发生的也不会是什么好事。这就是抑郁症引起僵化反应的方式。为了打破这种反应模式你应该：（1）清楚这种反应正在发生；（2）想办法直接改变坏心情。

1. 当你发现自己不管什么原因而变得心情很糟时，立刻停下来注意一下并写下来你当时所想、所为及所感。但要小心。你的大脑很容易让你因此变得兴奋或让你陷入反刍之中。为了尽量减少这种风险，把自己当成"心情侦探"，像一个客观的观察者那样把你心里的事实写下来。

2. 注意一下你的想法中，是否有些是关于你生活中将要发生的事情。你是否对什么事情提前生气了？就如"我去商店的时候，孩子们肯定不会按照我的要求把房间整理好"或"我们今晚肯定要吃外卖了，因为我妻子今天下午出门了"。你难道想让自己失望吗？如果这样，你的坏心情暗示了消极的期望，使得你以后也很难有好心情。这意味着即便孩子真的收拾了房间，你仍然很难高兴起来。这是因为：当人们心情很糟时，很难因为某个惊喜而变得很高兴。

3. 那么立刻停下来吧。如果你感到饥饿、生气、孤独或疲劳，在你开始想以后的事情会如何时赶紧解决这个问题吧。这是避免坏心情彻底破坏这一天的最好方式。问自己此刻什么最能让你开心起来。如果你饿了，吃点东西。血糖低的时候是不可能情绪好的。如果你生气了，看看你该做什么来解决这个问题。如果你很孤独，给人打个电话或与人见个面，或者跟人定个约会，尽快跟人见面。如果你累了，小睡一会儿或至少在你对别人生气发火前准备休息一会儿。如果我上面的建议不能解决你的问题，你可以咨询一下自己的心理治疗师。我只是想强调，这种小小的干预非常重要！

4. 最后，"假装"一下。刻意在脑海里想象，当你心情好时，你是什么样子、会说什么、会做什么，把这些都过一遍。这是你伸展想象，使之变得更加灵活的方式。让它尽可能地生动可见。在你脑海里，想想别人会怎样对你。想象当你看到孩子们房间一团糟、他们却在看电视，你仍然快乐地跟他们打招呼、把他们带去甚至帮他们一起完成他们的任务，他们会怎样。你是否更加喜欢这种结局呢？那好，去这样做吧。

5. 注意这个过程的结果。看看你是否在下次心情不好时也愿意尝试。

弄清楚你的解释风格并做出改变

如果你总是抱着消极的心态去看待自己或别人，以此去解释你生活中发生的事情，这会使得你的抑郁症更加严重。"我没有得到升职是因为没人注意我。""因为教授不喜欢我，我这门功课肯定拿不到好成绩。""不管我做什么，我都得不到公平待遇。""我没有钱是因为每当我要存点钱时，家里的东西就坏了。"你所做的无非在责怪自己或将不幸解释为命中注定、永远都无法避免的。这种消极性反映了你抑郁时大脑的活动。你那负责"乐观"的左脑不够强大，因而不能让你相信你会熬过去并会重新振作起来。它不能将消极想法抑制下去。同时，你的右脑过于活跃，它不停地预测失败，想象困难、想象让人害怕的事以及每个困难中让人难以招架的场面。

你的解释风格（你的叙述，或你对事情发生的原因所想象出来的故事）也受右脑对消极的推动作用影响而得以形成。为了改变这种自动的解释风格，改变这种"我做什么都不顺"的态度，要学会倾听你自己对事情为什么会发生的解释。

- 注意一下你是怎样编出关于事情为何会发生的消极故事的。
- 注意你的解释中的"总是"、"从不"这类词。当这些词出现时，意味着你思维卡壳了。"我总是遇到这样的事！"
- 注意暗示着你没有选择或失去控制的词语。"在这种糟糕

的经济状况下"是个常见的词语，暗示着你对工作的结果
或经济状况无能为力。

- 注意责备性的词："我应该停止……"、"我不该……"或
  "我应该知道……"。有时候抑郁症病人责备别人多过责备
  自己，但问题的实质是一样的：责备阻碍改变。

告诉自己："到现在为止，这很可能是真的。"

一旦你开始倾听自己内心的声音，就要去改变你说话的方式。
你每次只需改变对一件事的解释，而不是改变你所有的解释风格。
只需做出一个小小的改变：将"到现在为止"加到对你自己的描
述中。比如，罗伯特（Robert）的许多解释是这样的："我总是一
个……的人。"然后他会给我讲他总是怎样做事的。"我总是在第
二次或第三次约会时就会对一个女人以身相许。"他会这样说，因
此将他的恋爱风格死死地固定住了。但这让他和一些心理非常不
健康的女人牵扯不清，使得他非常痛苦。他需要一个新的解释。
看看如果罗伯特在他的解释里加上"到现在为止"，听上去会有什
么不同。"到现在为止，我都是一个很快会委身于人的人。"这个
小小的变化给他开始新的恋爱方式的机会，让他以一种新的方式
解释自己的行为。试着用这种简单的方法改变你的解释风格，看
看这给你什么感觉。

记住：决定是可以改变的

很多患上抑郁症的人认为一旦他们选择了某条路，他们就被限制在那条路上了。因而，当他们发现那不是个明智的选择时，他们也很难做出什么改变。他们那喜欢反刍的大脑可能一遍遍回忆为什么当初会那样或为什么会做出这个选择。你也可能对这个决定进行"提前反刍"，认为你一旦做出选择就会被限制在里面。

比如我经常遇到的一些高中生，他们在烦恼该上哪所大学。他们被引导到认为，对于他们的学业或课外活动而言，世界上只有唯一一所最好的大学。他们拜访一些大学、他们作出计划、他们在网上搜索、他们和同伴讨论，但他们仍然害怕作出去某一所学校的决定。当我跟他们说他们可以先去一所学校，如果那所学校不好他们可以转学时，他们就犹豫了。在去哪所大学上学这个问题上，只有一个最好选择的想法限制了他们的思维。

要知道世上没有完美的选择，而是有很多好的选择

当人们为一件重要的事情做出决定时——如找工作、买房子、选择居住地——他们认为除了做出最完美的抉择，再没有别的办法。是的，换工作比换一双不合适的鞋难多了，但也不是不可能。如果你认为自己会永远限制在一个你做的决定中时，学会对自己说些不同的观点以改善大脑的灵活性。停下来提醒自己：（1）任何决定都不是完美无缺的；（2）大部分决定都是可以改变的。如

果你发现做的决定不像你事先想象的那么理想，那么你可以考虑一下是否需要你去改变。

兰迪（Randy）在过去两年来一直想买一辆汽车，但一直没付钱，因为他总是担心他得到的可能不是最好的价格。他知道自己想要什么样的汽车，但就是不能决定当时的价格是否是最好的。我建议说即便他的价格不是最好的，但也可以看作当时所能得到的最好的价格，下次可以谈个更好的，他看上去吓坏了。我们开始讨论没有车他的生活会有多不方便，而如果他付的比"最好的价格"稍稍多出一点的话生活又会有什么损失。他然后开始评估如果现在有车所能带来的好处，继续等待只会让自己对破旧的旧车忍受更长的时间。兰迪需要放弃过去的那种想法，认为错误的决定是"糟糕的、可怕的以及无法挽回的"。他以后甚至还可能发现他拿到的价格非常好，而如果不采取行动这一切都不会发生。

有时候人们做一些暂时的决定——他们知道他们的这些理想不会100％地实现——因为他们不能得到他们现在想要的。他们会买一座比理想中更小的房子，因为他们买不起更大的，或者搬家到一个不那么喜欢的区域居住，因为他们喜欢的大城市竞争太激烈而很难找到工作。在这些情况下，选择比理想状态稍差一点的可能更加明智——但并不是要对自己说你就到此为止了。你可能会因为得不到你想要的而感到失望，但记住这只是一个临时的解决方案。最好把这看成眼下最好的决定。

做决定时，尝试下面的方法：

1. 明确自己的需求、目标或想要的结果（如可以在周六休息的工作、一座有后院的房子、一辆里程不多的二手车）。

2. 找出所有可能的选择——写出每个选择，不管有些是多么遥不可及。

3. 找出每一个好的选择。（你需要更正自己认为存在完美抉择的错误观点。最好是看到你的好选择是从现阶段所有的选则中挑选出来的。）

4. 告诉自己你可以选择其中任何一个选项，因为它们都很好。不管你选择哪个，所有其他的也都很好，这个也很好。（这和告诉自己你不能找到最好的选择是相反的。）

5. 然后要记住，如果你以后想改变的话，还是可以的。

别让自己太过严肃

当然，生活中的每件事可能都很重要，但如果大部分事情不那么重要又会怎样呢？告诉自己事情很糟糕或很可怕让你觉得它们好像真的很糟糕一样。当你对问题反应过度时，有没有人跟你说过："别太在意。"他们希望你想一想："就算蛋糕烤糊了又怎样呢？"或"就算野餐那天下雨又怎样呢？"或者"就算汽油的价格在夏天上涨了又怎样呢？"

你可能以出乎意料的方式过高估计了自己的重要性。如果你很抑郁，你可能会因为自己对别人产生不好的影响而感到痛苦。

比如说，如果你错过一个会议，你会整晚都在担心因为自己不在而让其他人难过。而如果你没有如约为一次百乐餐聚会准备菜色，你会因为最后食物不够而非常后悔。也可能你因为没有继续去约会一个最近在网上认识的网友而难过，你知道他很想再见你，而你对他没有兴趣。患上抑郁症之后，你可能过高估计别人的痛苦。如果你没那么重要会怎样呢？你不去参加会议、没准备食物、不去赴第二次约会，这不会毁掉任何人的生活。别人都可以处理自己生活中发生的任何事情，正如你也能忍受你生活中的不快一样。灵活一些，记住这一点，你肩上的担子就不会那么重了。

面对失望

失望是一种有趣的感觉。你的经验可能让你认为失望是一种容易感觉也容易表达的情感，但很多抑郁症病人不能容忍失望。因为不知道该怎样面对，他们经常把失望推到一边。

失望是一种失落的感觉。当人们让你的希望落空或你没有得到你特别想要的东西，你就会感到失望。这些失落感对有些人可能微不足道，但却使你感到很痛苦。有什么好的例子吗？如朋友爽约或迟到，导致你错过一场你盼望已久的电影。你感觉很难过好像你再也看不到这部有史以来最好的电影了。再比如，你想去看一个艺术展，但下起了雨，而你感觉好像失去了拥有生命中唯一最想拥有的那幅画作的机会。有些更加严重一点。如，你没有得到职位的升迁，让你感觉好像失去了工作而且永远不能再工作了一样。早孕检测仍为阴性，你感觉好像你必须接受不能生育的现实、终老都不会有人在身边照料一样。

不管你是否感觉很痛苦或因为不知如何处理而对失望置之不理，但失望会加重抑郁以及无所适从的感觉。"我再也找不到新男友了。""我再也不可能成为作家了。""我和女儿的关系不可能得到改善了。"而如果你对出现的问题感到无能为力时，你就不太可能灵活地思考和行动。

只有一个方式能够让你从失望中恢复，那就是去感觉它并把这种感觉说出来。对谁说出你的失望呢？通常你要么对让你失望的人说，要么对一个同情你的朋友或希望你感觉好些的家人倾诉。但我发现这几种听众都不太管用。那个让你失望的人心里内疚，所以很难听完你的感受就会打断你，他会觉得你在说"我很生气"，而你实际说的是"我很失望"。然后他会跟你争辩为什么你不需要生气，所以你没有机会释放因失望而产生的失落感。而那个希望你开心的人不会关心你的失落，而是会告诉你应该因为别的什么事情开心，就好像有一杆秤，一头放着"开心"，一头放着"难过"，来感觉是否两头处于平衡状态。她会努力将乐观从喉咙里塞进你心里，虽然你的眼睛里还满是泪水。

即使心理治疗师在处理你表达出来的失望时也可能采取不恰当的方式。这是医生们经常犯的错误，源自于我们所受的引导积极情绪产生的训练。心理治疗师会把你的失望理解为悲观。如果这样，他们会让你感觉到失望是不对的。而一旦你认为某种情绪是不对的，你就会将这种情绪深深地埋在心里将它封存起来。你可能再也不愿在接受心理治疗时提起这种情绪，也不愿向其他人提及，以避免感受到这种情绪。你可能会觉得被误解，甚至感到孤独和孤立，认为即便是心理治疗师也不能理解你。如果你还没有准备好变得乐观，那就要大声说出来！你的失落感值得别人聆听！一个好的心理治疗师会立刻注意到而为你提供帮助。心理治疗师还能帮你搞清楚你是否真的已经走出了这件事的阴影，或是还在其中徘徊，如果是后者，这对于抑郁症和反刍是一种危险。

管理失望

1. 搞清楚你失落的原因是什么并将这种感觉表达出来。

2. 如果你不害怕再次失望，你希望发生什么？

3. 静静地体会这种感觉，不要试图去改变它。事实告诉你，你可能这次得不到你想要的，这就是失望。

4. 接受现实：没有得到自己想要的是一种失落。

5. 认可这种情绪：对任何失落感到难过是正当的反应。

6. 做完所有这些之后，想想你需要什么来走出这种情绪。

在希望与失望之间保持平衡

变得更加灵活意味着学会理解不管你什么时候希望得到什么，都存着一种可能：你会失望。这也意味着不要认为不好的结果是不可避免的。保持灵活有点像坐在跷跷板上，在枢纽的两头保持希望和失望的平衡，依靠这种技能，帮助你面对成功，也应对失落或不好的结果（图 11.1）。在了解这个问题之前最好先做点准备。

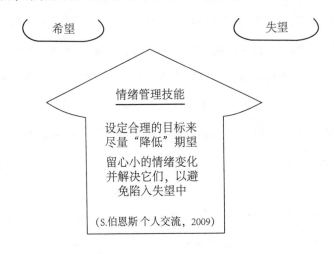

图11.1　用技巧来平衡希望与失望

- 为你所希望的事情设定合理的目标。目标要设定得较小并是可以实现的。如果你不知道在你目前体力和情绪水平下如何达到目标，那么这个目标就太大了。与其定一个宏大的目标而失败，不如选一个小目标大获全胜。

- 学会一些认知技能来帮助你停止对结果或挫折的纠缠不休。比如要学会将挫折看作学到新东西的机会。这是一种寻找一线希望的行为。当爱迪生（Thomas Edison）被问到他为找电灯里的电阻丝而失败了上千次时，他的回答脍炙人口，说他没有失败过。他已经了解到上千种物质不能用于做电阻丝。最困难的情况使得人们去学习新技能，或了解到某种方法不可行，但还有些其他的尝试机会。有很多方法可以避免反刍，但其中最好的方法是停止胡思乱想和转而思考一些其他的事情。用这种方法，你可以不再反反复复去想同样的问题，而去想些其他的事情。

- 学会发现小的情绪变化，在问题变得严重前解决它们。你可能需要学会如何感受你的身体感觉，识别你的情绪（见第七招）。通常患上抑郁症的人们觉得没有力气去行动，最后导致问题变得更严重，而那个时候已经很难去解决了。如果你能尽早了解自己的情绪，释放它们，在问题还不严重时把它们解决掉，你就不会觉得那么无能了（S. 伯恩斯，《个人交流》, 2009）。

- 如果你不能期望有好的结果，那至少不要期望有不好的结果。对于未来事情会变糟的消极期待会给现在的心情带来不好的影响。对于坏结果的期望可能会导致酗酒、吸毒或其他上瘾行为的复发。也可能导致抑郁症变得更加严重。

重新恢复希望的过程可能需要一些时间，也涉及对情绪和情绪调整方面知识的大量学习，这些都会对抑郁症有益。当希望不再自动触发对失望的期待时，那就取得了巨大的进步。

降低期望

有时候希望是件可怕的事情。如你这次希望你儿子真的不要喝醉或这次你能得到某项很有声望的奖学金，其实在你的内心里你总是有点害怕期望不能实现，那么你将多么难过。这会让你觉得与其这样还不如什么期望也没有。

忍受期望的一个方法是避免期望过高而迷失了方向。"期望过高"当然不是抑郁症患者的常见问题，因为他们倾向于自然而然设想最坏的结果。事实上，抑郁症患者对于未来可能发生的事情，比"坚定的乐观主义"更加现实。他们更加愿意设想到失败、失望或失落，而这可以让人更好地进行计划、为可能出现的问题做出更好的准备或更有效地承担起生活的责任。如抑郁症病人对自己的医治状况更加现实，因此会问更多问题，为治疗失败的可能性做出更多的应对措施。然而，现实与乐观不能混为一谈，就希望而言，抑郁症会让人不愿去期望积极的结果。

但改变对消极的期望并不意味着要欣然接受另外一个极端，即产生过于高远的期望。有四个步骤可以帮你将期望限制在一个可控的范围之内，因而使期望变得可以忍受而不至于触发消极的情感网络。

1. 找出小的期望。

2. 计划并实施一些可以预测并可行的行为，将期望变为现实。

3. 观察期望变为有所成就的现实的过程。

4. 学会在情感上容忍小小的成就。

这个在行动上怎样实现呢？一个经历过痛苦婚姻的人期望幸福的家庭生活，这就是过高的期望了。期望和孩子愉快地共进晚餐反而会更加现实——也不会触发那些痛苦的记忆。仅仅期望一顿愉快的晚餐，他其实可以为此做准备。比如他可以期望见到孩子们时热情地跟他们打招呼，这就使得他度过愉快时光的可能性变得更大。他希望的事情更加可能发生。

我的一个病人，迈克（Mike），抑郁症很严重，感觉他的婚姻毫无希望，对他那一成不变的"倒霉"工作也失望透顶，他不愿找新的工作，因为他担心以现在的年纪很难找到与当前工资待遇一样好的工作了。所以我跟他一起设想了一个小小的期望：他可以偶尔在工作中找到乐趣。让他惊奇的是，当他不再怨恨工作，而是将注意力转到寻找他的小期望时，他真的找到了一些快乐。那些小小的期望没有让他失望，他也开始变得不那么害怕去期望生活中的变化了。的确，好的生活对他目前的状况而言真的太遥不可及了，但他习惯了偶尔有好的事情会发生而"另一只鞋没有掉下来"，当他注意到这些小小的期望之后，他就不那么惧怕怀有希望了。

另一个降低期望的好办法是就抑郁症康复这件事学会设定小的目标。将目标设定得太高而不能实现会不可避免地感到失望，但如果不抱有任何期望你就不会有任何尝试的动力。对于抑郁症病人很常见的一个现象是，他们觉得痊愈是那么艰巨而不可实现的想法，因此很多抑郁症病人对康复不抱希望，对治疗的效果也没什么期待。同样，有些在康复治疗中取得进展的患者，一旦看到病情反复，也会倍感忧心，他们会仓促得出结论，认为他们的努力都白费了，想要完全放弃希望。

那我们怎样确定什么样的期望是正好合适的呢？对改善病情感觉无能为力的病人，他们对下面这个问题的回答应该是"只要病情改善一点点"；"如果我感觉到病情有一点点的好转，我对自己有什么期望呢？"比方说，如果你目前处于很孤独的境地，而你希望有一个大到能够为你提供帮助的朋友圈子，那这个期望值就太高了。问自己这个问题："如果我抑郁症病情减轻了一点点，我愿意叫一个朋友一起吃晚餐吗？"这个目标更加合理，也更加容易达成。如果你的病情减轻了一点点，你愿意明天早上走路而不是开车去上班吗？如果你的病情减轻了一点点，你愿意今晚刷碗吗？这些都是可以执行的期望，但你从来没有尝试过，因为它们看上去都不够大。

当你以为自己"打败"了抑郁症但病情又有了反复时，你会觉得很绝望，这时，你需要再次调整你的期望。想想看，如果你期望再也不会感到精力不足或不会对失望过度反应，达成这种期望的可能性有多大呢？努力延长复发的时间间隔、掌握一些技能以便在症状出现时更加快捷有效地处理，这个目标更加可行。希望有赖于对成功的合理预期。

肯定你希望发生的事情

肯定是对有关自己或自己的情况进行的正面陈述。肯定是在头脑中建立真实形象的一种方法——看到和感觉到你渴望的结果。如果恰当地加以应用，肯定会大有益处。它对抑郁症病人而言既

是一种信念又是希望，提醒着他们需要以实际的方式感知这两个
方面。

　　肯定通常是结果导向的：当你不再抑郁时、当你变得更加积极、
当你已经实现了你努力争取的东西，你希望事情是什么样子呢？
肯定不仅仅是愿望。肯定是对你想要的生活的描述。他们应该与
抑郁症病人能够应对的小小的可实现的目标相关。在做出肯定时，
你有意识地行使了积极思考的能力。很多人相信，积极的肯定将
他们吸引到他们渴望的积极的环境中去。很有可能，当你在心里
记着这些目标时，为了实现它们你采取行动的可能性更大。但如
果你和其他人分享、让他们知道你的目标、请求他们的支持或鼓
励时，肯定的效果会更好。如果你主动要求，人们更愿意帮助你，
而有了他人的帮助，你实现目标的可能性更大。此外，当你很清
晰地拥有一个目标时，每当你想象你在实现这个目标，你就会用
到前额皮质，刺激更多的动作去实现目标。

　　肯定对抑郁症的反刍症状也有帮助。大脑会从反复思考积极
的事务中得到益处。每当神经元朝向积极的通道放电时，它们会
加强积极的情绪，抗击消极的、抑郁的通道，你因此增强了进行
积极思维的资源。当你成功时，你看到自己有了更好的感觉、更
积极的想法，这样会建立起积极的神经网络。因为不停担心、反
复思考消极的东西会产生压力，并因压力而受到损害，打断消极
思维，用正确的、积极的思维去取代，这是建立健康大脑的方法。
停止思考、然后用肯定去取代消极思维，修正所有反刍的神经活

动的方向。每次你打断消极的自我对话，你就会削弱消极力量对你思想的控制。

一直以来人们认为肯定总是好的，任何肯定都会让人感觉更好。但 2009 年一项有趣的研究显示，肯定有时候让人感觉更糟（Crawford，2010；Wood，2009）。当对自己感觉不好的人反复重复"我很好"这样的肯定时，他们实际上对自己的感觉变得更差。但自尊已经很强的人真的会感觉更好。这项发现又回到了什么是不可信的以及什么是可信的、可实现的这个问题上。如果一个人认为"我不够好"，这时说"我很好"也就不会有什么帮助了。很多年以前在《周六晚生活》这份报刊上，阿尔·弗兰肯（Al Franken）用一个弄巧成拙的人物形象斯图尔特·斯莫利来使肯定这个问题具体化，他不停地说："我很好，我很聪明，见鬼，人们喜欢我。"这很好地调侃了人们对肯定的不恰当地使用，去相信一个不可能的真实（尤其当他们只停留在口头上时）。如果你肯定不现实的目标，沮丧和抑郁就离你不远了。

这个问题也同样存在于父母如何夸奖孩子上。如果孩子努力画一幅画，你夸奖他画得很好，这会让孩子很骄傲。如果孩子知道自己只不过在胡乱涂画而已，而你夸奖孩子画得好极了，孩子不但不会珍惜这样的夸奖，反而会觉得那是虚伪的。夸奖只有在恰如其分的时候才能增强自尊。

在应用肯定这个方法的时候，关键是要与小的可实现的目标联系在一起，在此基础上采取行动。如果我在上第一堂游泳课时就认为"我是奥运会的游泳选手"，我会感觉很糟糕。但如果我认为"我已经学会其他的事情了，因此我也能学会这个"，那会让我更有勇气跳入游泳池中。选择怎样的肯定方式以及怎样使用肯定会对肯定是否有效产生很大的不同。下面是关于在肯定时如何正确措辞的一些简单的原则。

- 肯定时的陈述要具体，以我开头的陈述句，或一个关于某种情况能有结果的陈述。比如："每次和上司说话时，我都保持镇静"或"我心仪的工作在合适的时候开始招聘"。具体的陈述能提醒你保持肯定的可信性。

- 肯定要用现在时。"我是 ＿＿＿＿＿＿＿＿＿＿＿＿＿＿＿＿"就好像现在正在发生的事情一样。"我看到前夫时很高兴也很平静。""这门课结业时我得了 A，实现了我的目标。"

- 然后连续大声重复几遍这个肯定的陈述，每天都这样做几次。或随身带一个提醒的标志物，如一块光滑的石头，这样每次你看到或碰到这个标志物时都能对自己说一遍你肯定的事情。

- 将肯定的一部分内容进行视觉化，以提醒你为实现肯定而需要采取的行动。

有效的肯定有些什么样的范例呢？虽然肯定的具体措辞应该因人而异，但也有些例子可以参考：

- "我越来越想要一段浪漫的爱情。"

- "爱就在我身边，我看到越来越多的人在恋爱。"

- "我每天都能找到开心的、积极的时刻。"

- "我需要的家已经变得触手可及了，我正准备去拥有它。"

- "每天我都在各个方面变得越来越好。"（这是一句一般性的肯定，指的是我们在不断进步，虽然完美从来都不可能。）

处理好希望

1. 找到小小的希望，设立小的、合理的目标。

2. 发现小的情绪问题，在其变得严重之前解决它。

3. 对你希望的事情进行肯定。

4. 计划并实施可行的行为。

5. 看看希望什么时候实现。

6. 注意并容忍小的成功。

建立积极的大脑回路

培养积极的思维有赖于左前额皮质的决策能力来调节过于活跃的杏仁核和过度敏感的右脑所产生的消极输入。嗯，能用听得懂的语言说出来吗？你可以选择忽略消极思维，强调积极思维，即便是在情绪不高的时候。这并不是说我们要变成天真的快乐小天使，也不是要将我们的智商降低至励志型海报上的陈词滥调：带着毕业帽的毛茸茸的小猫。这是一个很强大、有科研基础的方法，能使大脑松弛，使之变得更加灵活。

患上抑郁症以后，消极的神经系统统治着大脑。消极性阻止了你进行选择的努力，这就如同如果你觉得别人对你有不好的看法，你也就不会给这些人打电话叫他们来参加聚会一样。如果你觉得不被喜欢，也就不会在开会时捕捉那个帅气同事的目光看你们是否有可能一起出去喝杯咖啡。如果你对某个工作机会很悲观，也就不会投简历。你可能什么都不愿做。你陷入困境不能动弹。你参加的活动越少，你的情况看上去越发糟糕。你没有约会对象，看上去正好验证了你不讨人喜欢的想法。你没有工作让你对找工作更加悲观。这是一个自我强化的预言———一个对消极相互强化的循环。

神经元的放电（在大脑里的活动）促进大脑的生长：大脑供血越多，就会产生越多的细胞来支持神经元，就会出现更多的突触联系。当神经元放电时，便加强了它们之间的联系，从而实际上增强了回路的构建，就好像锻炼出更加结实的肌肉一样。这就意味着当消极心理统治着你的神经时，消极联结也会变得越来越强大。但是你可以通过有目的地建立起积极的回路来打断这个过程。工作的原理是一样的：积极思维得到的锻炼越多，将来你就能更容易进行积极的思维。

芭芭拉·弗雷德里克森（Barbara Frederickson）（2009）的研究揭示了积极情绪是怎样形成更多积极回路的，这是因为情感本身会促使你去采取行动。正如弗雷德里克森所解释的，积极情绪让人们能够找到更有创意的解决办法，与朋友和家人的关系更加亲密。这是私人资源，具有持久的好处。积极的情绪引发对新事物的兴趣，从而使人们有更多新的经历，让人们更加愿意去做从未做过的事情，这就使得他们有更多积极经历的机会。弗雷德里克森（2001,2009）将这描述为"拓宽你的能力范围"。

付诸实践

"好，这听上去不错，"你可能会这样说，"但一切看上去都那么糟糕，我到底要怎样才能变得积极呢？"打破大脑的消极循环并不容易，需要经常练习。你可能需要一位心理治疗师帮助你找出生活中光明的一面，帮助你体验快乐、进行积极的思考、培养积极的态度。但仍有些是你可以自己努力的，可以让自己更好地品尝生活和生命中美好的部分。

注意你的感觉。建立积极回路的好方法是开始去注意。尝试着一天花一两分钟停下来进行感官上的休息。比如：

1. 朝窗外看看，看看天空的颜色，注意白云和天空的宽广、细腻、鲜明而又柔和的色彩。

2. 当你走进一个新的空间，做个深呼吸。看看空气是否清新。香味总是稍纵即逝因为我们很快就会适应。增强对香味的欣赏能力。

3. 坐下来吃东西时，第一口要慢慢地品尝。感觉食物在舌尖的味道，用牙齿去感觉。当你感觉食物咽下时，不要说话。

4. 听。我们经常可以把音乐或电视作为背景而没有倾注全部的注意。试试这样：关掉音乐和电视。根据你所处的环境和你的喜好，做下面两件事：（1）挑选一些你了解的你喜欢的音乐，播放出来，安安静静地坐上几分钟，专心地听一听，不要做其他事；（2）走出门或打开窗户，听听周围的声音。你能听到几种声音呢？

5. 感觉你的皮肤。让人最喜欢且最需要做的事情之一就是给手抹上一些护手霜了。给自己的手抹上一点，注意一下那个时刻的感受。感觉护手霜的凉意、感觉它的细腻、把它抹开，感觉手指在互相摩挲时的舒适感，感觉皮肤正变得更加柔和与光滑。

记住并重复过去快乐的记忆。这个方法在第八章《第六招：平衡你的生活》中介绍过，但在基于大脑的干预方法里也值得重复一下。参考第八章里全面的描述；这里简单回顾一下以唤醒你的记忆：

1. 回忆过去发生过的美好的事情，记住这件事的细节。

2. 尽可能详细地描述这件事，描述要包括各种感官感受。

3. 尽快重复这件事。

4. 承诺你何时要做这件事。

5. 确定你将怎样监督检查是否做了这件事。

增强自己看到积极方面的能力。这一点比较简单，但也不容易。如果你相信欢乐、快乐、兴趣、满足和爱能够战胜抑郁，解开你那纠缠不清、消极的思维，那么严格按照一个行动计划去执行是你需要做到的。做到这一点最好的办法是找到一个"积极的伙伴"——一个你可以跟他／她交流积极想法的人，他／她也会屏住呼吸等着听你的积极想法。你所要付出的是：每周要回顾一下你所做的积极的事情并和你的伙伴讨论。如果你不好意思让别人听你讲，在口袋或钱包里放一张记号卡。每次你注意到积极的事情，在上面做个记号；这会建立起你对积极事物的知觉，而在头脑里想着这件事并做记号会增强大脑的功能。

下面是一些你可能要寻找的积极情绪：

- 寻找快乐——找个小孩跟他 / 她一起玩。跟一个不到 5 岁的小孩儿玩上几分钟，很快你就会笑起来。

- 寻找兴趣——对抑郁症病人，这可能有点难，但试试下面这些方法：

  ➢ 上网。如果你患上抑郁症，且有一台电脑，你很可能会在网上冲浪。什么吸引了你呢？你点击了什么呢？注意一下你在上网时的思维。我敢打赌你肯定对什么有兴趣，但不知怎么回事又把这种兴趣给压制下去了。你可能看过一款即将上市的运动型轿车然后说："是不错，但我永远也没法拥有一辆。"这个练习是让你去注意你对什么感兴趣。

  ➢ 在院子周围走一走。你都留意看什么了呢？

  ➢ 我从没想到我会说这件事，但是去逛街吧。如果你不想让自己因为账单而抑郁，那就光看别买。看看有什么是你愿意省下钱去买的？

  ➢ 你读了报纸或听了早间新闻后，选择其中你感兴趣的一条，和你身边的人去讨论。不要选择你想抱怨的事情。

你的讨论可以这样开始："你知道……吗？"

- 寻找满足感——这一周中你遇到的任何你可以这样感慨的事："这就足够了。"你有足够的食物吗？你有充足的睡眠吗？你是否读过一本书或看过一场电影让你觉得很高兴？

- 寻找爱——如果你把爱看做是从另一个人那里得到的，那这就比较有挑战性。你只能掌控自己对别人的爱。你想为那个人做点什么？你甚至可以想想你对宠物的爱。有时对宠物的爱没有那么复杂。如果此时你还不能以非常慈爱的方式去行动，那就想象你在这样做。虽然不如真正的行动那么有说服力，但它仍然有利于增强你大脑中的积极思维。

增强大脑中积极情绪的回路可以增加你的个人资源。强烈的快乐回路帮助你得到更多的快乐。你会对怎样思考以及怎样行动拥有更多的选择。会让你更好地解决问题，让你更有能力来让自己在困难中平静下来。换句话说，因为你有很多种情绪可供选择，你可以变得更加灵活。如果你患上抑郁症一段时间了，你可能需要像增强体魄一样地去增强积极回路：一开始你觉得有点别扭甚至有点紧张，但只要你变得更加强壮，你就能做更多。

在你练习增强大脑的积极回路时，努力将这种方法和你对抗这种抑郁症的其他方法结合起来。比如，如果你患上的是原发性抑郁症，你可以将"活动你的能量：奖励自己"（第六章）和第八章介绍的"记住并重复快乐的经历"联系起来。如果你筋疲力尽了，在你有效地改变你的思维习惯时你需要增加睡眠，改变你的工作习惯。如果你经常陷入绝望，你需要在改变行为方式的同时增强积极的思维。逐渐地，当你习惯性地选择你的思维方式，就会减轻抑郁症的消极性。

建立快乐回路

1. 注意你的感官感受。每天都停下来去看一看、闻一闻、尝一尝、停一停以及感觉一下。

2. 记住并重复过去的快乐经历。

3. 注意积极的方面。和"积极伙伴"谈谈你注意到的积极的事情，或在一张记号表上做记号。寻找快乐、兴趣、满足以及对他人的爱。

抑郁症的关键是相信小小的改变会真的带来大的改变，相信你真的能够改变你的解释风格、增强你大脑中的积极回路、在失望与希望之间找到好的平衡以减轻抑郁症的痛苦。这也是我们所有人所希望的。

增强灵活性指的是在做决定时尝试新的方法来获得更大范围的感觉体验和行为选择。通过尝试新的想法、看到它们如何起作用来找到更多的选择。当你觉得自己变得不那么灵活而觉得自己在困境中别无选择时、当你深陷在自己做的某个决定中无法脱身时，花点时间想想，让自己明白这就是抑郁症的表现。生活的美在于变化——事情会发展，如果你在思维上保持灵活，能够灵活地做出反应，你就能领先一步。

第十二章

第十招：学会充实地生活

从抑郁症中康复并不只是为了摆脱所有病症——同时也是为了怎样以不同的方式生活。如果你已经患上抑郁症很多年，你可能甚至都想象不出摆脱了抑郁症是什么样的感觉，你也可能都意识不到以抑郁的方式思考和生活有什么不好。患有抑郁症的人们通常认为自己是现实，而不是悲观。如果你让他们乐观一些，他们会眼珠子一转，不以为然地认为你是个傻子。"世界不是那个样子的。"他们会这样对你说，他们觉得时刻警惕着将要降临在他们身上的坏事以便随时做好准备，这样会更安全。

坏事真的发生。是的，真的发生。但好的事情也同样在发生。充实地生活意味着迎接生活中发生的所有的事情。如果你能够欣赏所有降临在你身上的美好的、让人愉快的事情，你不仅会感到安全，你的适应能力也会变得更强。不要因为有不幸的经历，就对积极思考和积极结果的价值视而不见。即便积极的态度可能并不是你熟悉的，甚至是让你恐惧的，一旦你生活得更加充实，你就会发现抑郁只是你所擅长的看待世界的一个角度。你会慢慢喜欢用积极的眼光来看待世界。

相信积极是有用的

具有讽刺意味的是，你很可能对乐观的视角持怀疑的态度。如果你想要热情地而不是悲观地对待积极的视角，了解关于快乐的一些数据会让你更加严肃地对待这个问题。抑郁的人们通常认为只有改变他们的环境，如他们的财富、健康或感情关系，才会将他们从抑郁症中解脱出来。但科学研究表明，快乐可以在人们得到他们渴望的东西之前就存在（Lyubomisky，2007）。弗雷德里克森（2009）的研究表明，在生活的很多方面，积极的情感往往先于成功——积极的情感甚至为成功创造条件。培养快乐的情绪可以带来：

- 更好的免疫能力；
- 更多精力，更有创造力；
- 拥有更好的感情生活；
- 工作更有成果；
- 寿命更长。

"很好，"你会说，"所以如果我抑郁，我就会更容易生病，感情生活更加糟糕，死得也更早。这是多么沮丧的事呀！"不要绝望！对快乐的神经生理学基础进行的研究表明，你是容易高兴还是抑郁，有 50% 的可能是基因先天决定的（Coady et al., 2005）。这意味着你仍然有 50% 的可能性去改变。这项研究同样考察了不同群体在快乐感觉上的差异，发现有些人，即便他们的情况看上去不太好，比如他们可能半身不遂，就每天的生活而言他们也会感到高兴，这取决于他们当天关注的是什么。而瘫痪的人们对生活的整体满意度与一般的群体并没有显著的差异。造成这种结果的原因是，一旦他们适应了新的环境，他们的注意力主要集中在他们所拥有的东西上——和家人一起进餐，和朋友共处，每天他们喜欢的活动——而不是关注他们失去的东西。索尼娅·柳博米尔斯基（Sonya Lyubomirsky）（2007）的研究进一步支持了这个研究结果。她的研究团队认为，人们生活中 10% 的不愉快是由真正发生在你身上的事情引起的，40% 是你怎样应对你所处的环境而带来的。

这再次证明，积极思维并不是盲目乐观。在芭芭拉·弗雷德里克森（2009）著述的《积极性》这本书中，她为"积极是方式也是结果"的这种生活理念提出了充分的理由——这种理念下的生活会让人更加长寿，生活更健康，更加足智多谋、适应能力更强，与人的社会关系更好，整体的生活质量更高。她就这个课题研究了很多年，关于积极情绪可以让我们愿意主动采取行动、在困难出现时表现得更能适应的观点，她提出了让人信服的理由。她描述了情绪是怎样促发行为的：比如说恐惧，会促使你逃离让人惊恐的环境，而你的大脑和身体也只会为这个行为提供体力与心理准备。而当你的情绪是积极的时候，也会促使你采取与此相应的行动。比如如果你对他人感兴趣，你就会对他们表现出好奇。你会问他们是谁、他们是做什么的，对他们进行大致的了解。你会感觉到拥有足够的精力或活力去传达你的兴趣。这种积极的情绪和由此带来的行为会刺激对方对你的兴趣，从而培养出好的社会交往愿望。积极的情绪让我们愿意去维持好的人际关系、自我关怀以及发掘自我的潜能。弗雷德里克森识别出十种积极情绪：快乐、感激、宁静、兴趣、希望、骄傲、有趣、激情、敬畏和爱，她还让人信服地指出，这些情绪能带来高质量的生活，甚至能够通过培养出好的人际关系以及对棘手问题的创造性解决方式来提升我们长期的幸福感。

强调我们生活中的积极情绪是你可以自己决定的一件事。这个决定需要你用上你的理性的左脑，取代你那消极的过于活跃的右脑。如果你相信你会从中受益，你就愿意更好地坚持实践下面的观点。一旦你强调积极的情绪，看到并体会到这为你带来的好处，就会更加容易去坚持。从现在开始，请相信：你所关注的事情是你自己选择的结果。关注积极事物的好处不仅让你远离抑郁，而且会给你带来终生的益处。这难道还不足以让你尝试一下吗？

现在深呼吸

开始充实生活的一个简单的方法是呼吸。如果你不呼吸，你就感觉不到自己的存在。你可能注意过，当你不想感觉到什么东西时，你就会屏住呼吸。静静地屏住——是不愿去感觉的一种方法——要求停止呼吸。呼吸让我们感觉到自己的身体，感觉到自己的情绪，甚至释放我们的情绪。经受过创伤的人们可能自己都没有注意到，每次当创伤的记忆闪过脑海时，他们都会屏住呼吸。处于重压之下过度紧张的人们也会屏住呼吸。这个问题对于抑郁症病人来说是普遍现象，因此学会呼吸是释放紧张情绪、更加充实生活的开始。

活得充实的目的是为了体会此时此刻以及体会此间正在发生的事情。知觉是专注的第一条原则，而有所知觉是花时间去注意。学会注意是从学会感觉呼吸开始的，这会让你感受到呼吸时你的身体感觉是什么。做做看，现在就尝试一下。很多人觉得躺下来、把一只手放在肚子上，这样效果最好，但你也同样可以坐着试一试。找一个最放松最轻松的姿势。如果你喜欢这样做，闭上眼睛，或者找一个视线的焦点。如果你所处的环境可以点上蜡烛，直视蜡烛的火苗是一个很好的视线聚焦法。用鼻子吸气，从嘴巴呼气，这是最舒服的方式。然后尝试做下面的练习。

意识到呼吸

1. 吸气。注意吸入空气时你的身体感觉。

2. 呼气。让注意跟随着空气呼出。

3. 继续吸气，随着空气的吸入，注意你的身体感觉是什么。

4. 继续呼气，随着空气的呼出，注意你的身体感觉是什么。

5. 如果此时脑海中出现了一些想法，把它们当成晴朗天空中掠过的片片云彩，认可它们的存在即可。它们来了又走，你不用与它们纠缠，也不要被它们打扰。

6. 注意自己的呼吸一段时间后，停止对呼吸的知觉。

7. 注意这时身体有什么感觉。

8. 你还体会到什么了呢?

你也可以将这种对呼吸的知觉延伸到审视身体的冥想体验。在冥想体验中,你吸入空气到达身体的每个部位,每次吸气和呼气时将注意力放在一个身体部位上即可。在《集中注意的力量》(Cornell,1996)和《穿透抑郁的内观力量》(Williams et al., 2007)中有很多很好的例子。你同样可以将这个练习延伸为控制知觉的练习,在你的呼吸与你通过感官感受到的感觉之间进行切换。附录中"专注知觉,转换注意"介绍了一个这样的方法。

注意你的身体感觉

上一章讨论过的注意你的身体感觉,这是与眼下进行更紧密联系的最理想的方法,也可以与呼吸这个新的方法相结合。做做看,尝试一下:在你聆听身边世界的声音或感觉你皮肤的感受时,同时注意你的呼吸,看看是怎样加深你的感官觉察的。

专心致志地做事情

噢,同时要处理多个任务!我们经常被鼓励这么做。找工作面试时,人们会被问到同时处理多个任务的能力怎样,好像这是一项能够在技术学校学会的、能对工作有所帮助的技能一样。很少问到他们在完成任务时有多专注！我们的文化给人这样一种印象，如果你每次只能完成一项任务，那你的能力就有所欠缺。这跟抑郁症有什么关系呢？抑郁症让你情绪很单调，缺乏体力。为了弥补，你只好尽量每次不只做一件事，有时你也想让自己忙碌起来以免出现负面情绪。这就会导致体力消耗殆尽，也会引发焦躁、易怒、过于焦虑等抑郁症的症状。

人们在做事情时也可能受到胡思乱想的折磨，如果你身患抑郁症，你就知道胡思乱想很少起到好的作用。这些胡思乱想一般都不是关于做事本身，而满是对你做事情的方法的挑剔。你的胡思乱想也可能是对下一件你要做的事情或你应该做的事而不是你正在做的事的满怀焦虑。你知道事情是怎样的：比如如果你在粉刷一间房子，你不是在感受手里的刷子、倾听刷子在墙上发出的声音、观察颜料的走势，而是在想："哦，我又把颜料给洒了。我到底为什么选了这种颜色呢？如果我刷完后不喜欢怎样办呢？"或者你的脑子里不停地想你应该查一下邮件而不是粉刷房子。

更加投入地参与眼下的活动，你会有更多的感受——其中很多感受都真的很好——你也会在消极的想法上花更少的时间。全神贯注做事情是抵抗抑郁症的一剂良方。你可以学会怎样全神贯注地每次只做一件事。这会让你安心并恢复精神。因此怎样让自己清楚地觉察到你此刻正在从事的活动呢？这有个办法：下次当你发现自己边吃东西边看书或看电视时，停下来。只吃东西。即便你只吃几口，也要尽量集中全部注意去体会品尝、咀嚼和吞咽的整个过程。这样的方式会对我们吃的过程有什么影响呢?

生活中充满了各种各样的活动,让我们有机会练习停止胡思乱想而集中注意力去关注正在进行的行为。其中一些活动包括:

- 洗碗;

- 喝茶或喝咖啡;

- 刷牙;

- 洗澡;

- 抹护肤霜;

- 在花园里拔草;

- 遛狗。

马西·莱恩汉(Marcia Linehan)(1993)介绍了一种将知觉融入日常生活的方法,叫做"走远路"。每个人都喜欢走捷径——穿过草地去游廊、横穿停车场进到商店,但是如果走一条远路,绕道去到你想去的地方、享受全程的感受、体会走路的感受又是怎样的呢?只喝咖啡不看报纸,是怎样的感觉呢?我的一个朋友需要减少咖啡的饮用,她选择每天喝一杯真正好的咖啡,每次都以全部的知觉去体验这杯咖啡的味道。她说这种改变并不像是有所失去,因为她以一种新的方式体会到咖啡的香醇、口感和温暖带给她的快乐。一行禅师(1999)写了一本让人不可思议的小书叫做《专注的奇迹》,在书中他清晰地描绘了活在当下的宁静。如果你想学会有意识地享受每天的每个时刻,你可以读读这本书。

学会享受生活

享受是对抗消极想法的一剂有趣的药方。当你在享受时，你完全不可能是消极的。享受意味着全部意识都集中在当时的体验上。它与专注的不同之处在于它是一个有目的的、评估的知觉。这意味着你特意选择一个经历去注意，你还在进行此项活动时你就在审视它的品质。比如如果你在欣赏日落，你会评估颜色的深度和广度、颜色褪去时瞬间的变化，你也可以注意你是怎样欣赏的。你可能会注意到你在这个过程中的快乐、敬畏、兴趣，以及你单独一个人欣赏或和他人一起欣赏的区别。

你可以享受很多事物。你可以享受烤蛋糕的过程或散步的过程。你可以享受你感觉到的一种情绪。你可以品味你吃到的一种食物的味道和质感。你可以品味朋友脸上的一种表情或你在一张舒适的大床上醒来的瞬间。你可以享受游泳后穿上干衣服的感觉。当你享受一个事物时，你会对它有种直接的感受。你不但全神贯注去知觉，你还清楚地感觉到自己在享受时有怎样的感官体验、感觉和思想。布赖恩特和维洛夫（Bryant and Veroff）（2007）写道，享受是对自己建立起来可以汲取以丰富生活资源的一种怀念的过程。他们把享受看作"问题应对方法的一个积极的相对物"。但处理方法涉及问题解决、社会支持、祈祷、认知上的重新评估、许愿及回避，而享受是照顾、欣赏及增强生活积极经历的能力。享受增强了对快乐的感受能力，这与问题来了应对问题的能力是完全不同的。

你可以学习享受以及练习怎样去享受，但这需要你自己做些计划。对此你不需要别人帮你；这是一个内在的过程。你可以用记忆中的一段快乐的经历去练习，直到你感觉你可以欣赏生活中发生的事情为止。挑选任意一段经历：其中的一个部分、发生的结果、你自己的行为或你观察到的行为。现在，注意发生了什么。伴随发生的环境因素有哪些？然后专心致志地注意你的全部：

- 感官。你的感官都有什么体验？你的身体有什么感觉？
- 知觉。你感觉在发生着什么？
- 思维。当事情发生时你有什么思维活动？
- 行为。你当时在做什么？
- 情感。你当时有什么感觉？

下面这个练习是你现在可以立刻进行的以锻炼享受事物的能力。以吃橘子为例。（如果你不喜欢，你也可以选择吃葡萄干、杏仁或其他食物。）思维、行动、感官和情绪都要完全按照下面的步骤进行：

1. 看着橘子。
2. 拿起橘子并触碰它，感觉它的触感。
3. 剥开时闻闻它的气味，在手指间感受它。
4. 剥开一瓣橘子。
5. 把橘子放在嘴唇上；把它放在齿间。
6. 品尝它。

7. 体味咀嚼时的感受。

8. 吞下它。

注意和欣赏是享受的两个关键的要素。你不仅只享受开心的时刻，你也可以享受一次积极经历中新奇和复杂的方面，即便这个经历并不让你感到开心。电影《等爱的女孩》给我们一个很好的例子。演员朱迪·登奇（Judy Dench）和玛吉·史密斯（Maggie Smith）扮演一对年迈的姐妹厄休拉和珍妮特，她们居住在 1936 年英格兰的海边，当时"二战"即将临近。一个年轻人被海水冲到岸边，不省人事。她们把他背到自己居住的小屋里。在她们精心照料这个年轻人时，从没恋爱过的厄休拉，爱上了这个年轻人。厄休拉知道她的感情不会有结果，虽然这让她很苦恼，但她珍惜恋爱中美好的感觉。她精心地处理着自己的渴望，她对年轻人出现时的感知，对有人对她肉体的爱恋及与爱人长相厮守的向往，她那强烈而又陌生的感情。与此同时，她小心翼翼地控制着自己的行为，使之不出卖她的感情从而带来麻烦。这整个的经历丰富了她的生活。

享受可以变成一个强有力的工具来强调、丰富我们对生活的积极性和开放性。沉浸在复杂的体验之中，你会发现生活有很多层次，将你从简单的、非黑即白的消极思维中转变出来。认识到世界上有这么多的方法去深入每个经历，你就会将消极的评价抛在脑后。探寻那是什么并享受这个过程，这对抑郁症是多么大的改变呀！

学会感恩

人们所希望得到的大部分东西都是能带给他们更好生活的：更多的爱、更加健康、更有钱等。他们认为只要情况得到改善、他们得到所需要的，他们就会心怀感激。然而，一些研究者如埃蒙斯（Emmons）（2007）、柳博米尔斯基（2007）以及弗雷德里克森（2009）认为人在任何时候都应该感恩，而且幸福的存在与社会地位、金钱或成就等没有任何明显的联系。这意味着你可以不用等到升职或嫁个完美的丈夫后才能得到幸福，你只要留意身边的事情即可感受得到。感恩被证明是一种消除抑郁的有力手段，因为它能培养对好的感觉和幸福的知觉。

感恩怎样让人变得不那么抑郁呢？在心怀感激之时，人们认识到、认可以及感谢他们收到的每一份礼物。那可能是一件实实在在的礼物，也可能是具有真情实感和精神价值的礼物，但不管怎样，它们对我们都是一种恩惠，是赠予的而不是我们应得的。当然，对于你感恩的东西你也许付出过努力——你的家、你幸福的婚姻或你的好工作——但这里面也有恩惠的因素存在。毕竟也有可能你的努力根本没有结果。认识到我们的所得是一份礼物是感恩的一部分。

当你心怀感激时，你承认了作为接受者的角色。这种感觉可能让人不太舒服，因为这意味着你得依靠别人，但只要想想你在车祸中免于伤害或当自然界的魅力摄住你的心灵时充溢在你心中的那种感觉，你为那些时刻心怀感激——这种感激是直指向外的。当你有意识地注意你感恩的东西时，你强化并丰富了你的生活。

感恩给人们带来的日积月累的益处是惊人的，并且是非常令人满意的（Emmons，2007；Frederickson，2009；Lyubomirsky，2007）。感恩的人们会：

- 感觉与人更加亲近并感觉到被爱；
- 有更多朋友，不那么孤独；
- 更喜欢帮助别人，喜欢被人看作对别人有益的人；
- 被朋友、家人和爱人认为更加幸福、更让人愉悦。

其中的原因是如果你习惯于注意让你感激的东西，这将会对你的情绪、你的心情和你的行为产生影响。你就会更加专注于正确的以及好的东西，如果你真正感恩，你会更有可能去对这些事情进行评价。此外，如果你感觉更好、举止更加让人愉悦，他人也会发现有你在身边很让人高兴，你就会发现自己不那么孤独。芭芭拉·弗雷德里克森（2001,2009）发现，当人们表达感激时，你创造出这样一个场景，让你身边的人们对你做出同样的回应。她发现感激会像水波一样向其他人荡漾开来。当有人向你表达感激之情时，你的自尊得到提升，对自己产生好的感觉，对自己和那个人的关系也感到高兴。如果别人对你很友善，你也会对身边的人更加友善，所以你感觉更好，而那个你表达过感激的人也会感觉更好。

感恩的人同样会在身体方面得到一些好处。这些人倾向于：

- 更经常地进行体育锻炼；

- 较少生病，生病了也恢复得更快；

- 睡眠更好，入睡更快；

- 对自己的生活感觉更好，更加乐观。

那么，要想从中受益，该怎样学会感恩呢？有很多方法。下面是一些好方法。

不要顾影自怜。不要自怜，既不要有这样的想法也不要表达出来。这就要求你能够认识到你自己在自怜。一个能够确定自己是否自怜的方法是，观察一下你是否有无助、怨恨或认为世界不公平这些消极的感觉。自怜通常和对结果的消极期望联系在一起，但要解决问题需要看到行为所能带来的积极结果。因此每当你注意到自己顾影自怜时，停！将注意力转移到进展顺利的事情上去。

详述美好的记忆。这意味着当你谈到过去时，不管是很久以前的还是最近发生的事情，你要集中在好的、快乐的或让人兴奋的事情上，大声地讨论这些事情。用这样的话语开始一次谈话"嘿，我刚刚想起来那时 _____"（在空白处填上你度过的一段快乐时光的回忆，最好是你曾经跟这个人分享过的事情。）也可以翻看快乐时候的照片，想想当时为什么那么开心。经常这样做。将快乐时候的照片在家里或办公室都摆放一些。

练习一种独特的谅解模型。患有抑郁症的人们经常会在内心积蓄着怨恨和感觉很受伤，好像如果能为自己的不幸责怪别人，他们的心里就会好受很多。但问题是往往只有你被自己的怨恨所伤害，那个你怨恨的人并不因此痛苦——但你却会。因此放手吧！遵从一个类似于 12 步自助法里的方法。谅解模型的步骤包括：（1）承认事情已经过去了；（2）把注意力转移到自己身上，不管别人为什么要伤害你，为自己如何促进这个问题的解决而努力寻求指导；（3）原谅那个人。你可以在内心这么做，而不用那个人承认自己是否做错过。纽伯格和瓦尔德曼（2009）描述了一个同样的原谅别人的方法，这个方法针对的人群可以有也可以没有宗教信仰，他们证明了原谅他人犯下的错误会为自己带来怎样的好处。如前文所述，为释放你因怨恨带来的痛苦，一个尤为有用的方法是每天为这个伤害你的人祝福，坚持祝福 30 天——为这个人的幸福祝福。这样你就能从怨恨的重压下解脱出来了。

记感恩日记。埃蒙斯（2007）、弗雷德里克森（2009）以及柳博米尔斯基（2007）都讨论过记感恩日记所能带来的好处。怎样记这样的一个日记呢？这里有一些方法。你可以每天写下三条祝福的话，如果你觉得比较难以坚持的话，你也可以每周写一次，可以在周五的晚上或周日早上，作为一种宗教仪式来进行。另外一种方法是每晚都写下当天进展顺利的事情以及为什么会进展顺利。当你不仅会想什么事情进展很好，而且在想为什么会进展很好时，你大脑中负责积极情绪和积极思维的回路就得到了加强。通过强化对顺利事物的记忆，你让自己看到发生在身边的更多开心的事。而当你写下来时,你用到更多脑力让想法变得真实而有力。

马丁·塞利格曼(2002)描述了用感谢信以及拜访你所感谢的那个人所产生的长期的抗抑郁作用。他让参与者写一封大约300字的感谢信,来感谢一个给他们生活带来积极影响的人。然后他们去拜访那个人,当面读出那封感谢信,跟他 / 她分享他们的生活因此有了怎样积极的变化。而这个感激的人所得到的结果是持久的快乐感觉。

莫琳(Maureen)是我的一个病人,她曾经很不愿意接受记感恩日记的做法。当谈到她坐下来写日记时脑海里出现什么样的想法时,她注意到有这么一个:"我不敢感激,因为我怕我会因此失去我拥有的一切。"她对此有个迷信的想法,认为如果她承认自己拥有这些好的东西,作为惩罚这些将被夺走。如果你有这样的想法,你需要他人帮助你理清这种想法从何而来,然后尽快抛弃这种想法。当莫琳意识到这一点时,她感到这个想法荒谬可笑。她谈到为什么她会有这种想法,那是因为她生活在一个非常古板、严肃的家庭。她的想法并没有因为她意识到这很荒谬而消失,每次她有了这个想法时,她都有意避开它。慢慢地这个想法不再干扰她欣赏生活中美好的东西。她可以对此置之不理,去欣赏没人能够从她身边夺走的好东西,逐渐感觉到既安全又幸运。

马克思(Max)是我的一位年纪较大的病人,他写不出一张他要感恩的事情的清单,因为他觉得他只能想起一些鸡毛蒜皮的小事。他很难过因为他不再有远大的前程,他的生活里也不再有让人激动的事情发生，如在销售上取得的重大成功、愉快而浪漫的冒险。现在退休了，婚姻也很安稳，他感觉生活中重大的时刻已经过去，这让他十分沮丧。他问道："我怎能为诸如看电视时捧着的爆米花或趴在我膝上的小狗这些愚蠢的事情而感恩呢？"其实他应该问的问题是："我怎能不为我拥有的这些感恩呢？"然而，他提出的问题很重要。他认为人只为重大的事情感恩：如健康的身体或从灾难中获救。不管怎样，他希望医院里的治疗师能帮助他找到可以感恩的大事情。但让他惊奇的是，他后来愿意写下来一张长长的清单来感激一些"微不足道"的事情。过了一段时间，他发现他的生活就是由一些微不足道的、愉快的甚至快乐的瞬间组成的，而远不是由一些重大的、让人震惊的事件组成，而且生活一直都如此。他可以感激在他退休的时光里他有更多时间来一件一件欣赏这些事情。

感恩的方法

1. 不要自怜自艾。

2. 详述美好的记忆。

3. 练习一种独特的谅解方法。

4. 记感恩日记。

生活得更加充实需要我们放慢生活的节奏——这并不是一个很容易被美国人接受的概念。你会发现当你去充分体会生命中的每一刻或体验每一件经历的事情、学会感恩，你就会自动放慢节奏去关注、去体会那种感觉。这种慢节奏与抑郁症里的慢完全不同。

患上抑郁症时，慢下来是因为不灵活、退缩或没有兴趣。充实地生活正好与此相反：充实地生活是以一种深刻的方式——而且能带来深远回报的方式——与世界建立联系。

附录 A

供患者使用的工作表格和信息

集中在自己的长处：做我自己

我们的所作所为改变着我们对自己的感受，而有机会将自己最大的能力发挥出来会以最重要的方式增强我们的自尊。患有抑郁症的人们可能会忘记自己还拥有长处和积极的情感。

- 写下来你的长处（如努力工作、诚实、善良、有创意、严守纪律）。

- 写下来你能用到这些长处的机会。

- 每天都记下来你是否用到这些长处了，在什么场合下用到的？

	长处	长处	长处	长处
日期： 用于：				
日期： 用于：				
日期： 用于：				
日期： 用于：				
日期： 用于：				

发挥长处的行动计划

制订一个行动计划并遵照执行，是让长处清单起作用的重要步骤。找一个人（如心理治疗师），让他督促你遵守下面的"合同"。

我，＿＿＿＿＿＿＿＿＿＿＿＿＿＿＿＿＿＿＿＿，
理解并同意，发挥才能和长处是我们活得精彩的自然而又重要的部分，我承诺要努力用以下方式发挥我的长处和才能，来增强快乐和生命力：

我计划在＿＿＿＿＿＿＿＿＿＿＿＿＿＿＿（活动名称）
中应用我的＿＿＿＿＿＿＿＿＿＿＿＿＿＿＿＿＿＿
＿＿＿＿＿＿＿（长处、才能）。为实现这个目标，将采取的行动有：

1.

2.

3.

4.

我会做：＿＿＿＿＿＿＿＿＿＿＿＿＿＿＿＿ 截止日期：
＿＿＿＿＿＿＿＿＿＿＿＿＿＿＿＿＿＿

签名：＿＿＿＿＿＿＿＿＿＿＿＿

练习

这是你能做的最重要的事情。制订一个你能够坚持的计划。为了搞清楚怎样将练习与生活相融合，回答以下问题：

1. 你喜欢做什么？

2. 你记得你曾经喜欢做什么？

3. 你做这些事情的场合有哪些？

4. 你愿意和谁一起做这件事？

5. 在做这项练习时，你能做出最大的努力是什么？

6. 你承诺这周要做什么？

7. 你向谁保证一定要完成这件事？

开始启动火车

1. 列出一些奖励。在抑郁的时候你还想做的事情是什么？如果答案是"什么也不想做"，那问问自己："在我抑郁的时候我在做什么？"你玩电子游戏吗？接龙游戏？看电视？听音乐？泡在浴缸里？煲电话粥？写下来。

奖励 1：_____

奖励 2：_____

奖励 3：_____

奖励 4：_____

奖励 5：_____

2. 你应该做什么呢？写出一些你做了一半或根本没有做的任务 [如回电话、完成家庭作业、做完工作项目、做家务（打扫房间、整理花园、保养汽车等）]。将每项任务都分解成不同的小步骤。

任务：_____

第一步：_____

第二步：_____

第三步：_____

第四步：_____

第五步：_____

3. 你认为在所有的任务中你能够完成的最大的一个步骤是什么？如果是一个很小的步骤也没有关系；只要保证在某个时间或某天一定完成这项任务即可。

步骤：_____ 我什么时候做：

_____

4. 做完这件事你能得到什么样的奖励？

5. 给人打电话汇报你的进展情况。

通过你的价值观来了解你的生活是否平衡

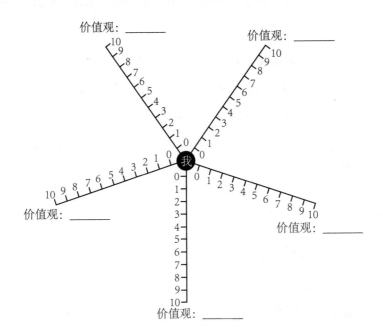

专注知觉，转换注意

这项练习教你怎样知觉以及控制注意力，是将一个简单的沉思活动进行拓展。这个方法是非言语性的，自我引导注意力的方向。

1. 呼吸。

- 注意力跟随着吸入的空气进入你的身体。

- 注意每次吸入空气的感觉。注意空气的清凉，空气流动的压力，空气穿过鼻子、喉咙、气管和肺部时的感觉。感觉心跳，血流过静脉和动脉时的感觉。

- 跟随每次呼出空气的感受。注意呼出气体的压力、温度以及从嘴里呼出时的感觉。

2. 不要睁开眼睛，通过知觉感受你身边所处的房间。

- 体会身边环境中的每一个声音，注意力要尤其集中在地点、强度以及任何你能察觉到的活动上。

3. 将知觉转换回你身体的呼吸上，然后转换到外部的世界。如此重复几次。

备注：

清空你的头脑，以身体为中心

这个练习是用于清空头脑，以便可以休息、放松或减轻反刍的症状。

1. 以舒服的姿势坐好，均匀地呼吸。

2. 注意身体中任何一个紧张、疼痛或僵硬的部位。

3. 将呼吸导向任何一个你感觉不舒服的部位。

4. 想象你的面前有一个容器——一个可以严严实实封闭起来的容器，但现在这个容器是敞开的，你可以将此时压迫你意识的东西都装入这个容器。

5. 现在问自己："此时此刻我感觉怎样？"

6. 注意你体会到的每个感受，不管是身体感觉还是思想、情景、担心、问题等。面对这些感受，给它们命名，然后把它们放进容器里。

7. 当再也没有新的事物进入脑海中时，问是不是还有别的。

8. 如果脑海中没再出现任何事物，把容器的盖子盖上，想象容器被放到旁边一个安全的地方，如果你愿意，以后你还可以从这个地方找到这个容器。

还有什么你想要记住的特殊的事情以让这个练习达到最好的效果吗？你想写在纸上吗？用分忧玩偶来帮你？用你自己独特的方式来真正清空你的头脑。

备注：

养成感恩的习惯

感恩比其他任何方法更能增强积极体验。"感恩的态度"要求我们每晚睡前花几分钟时间回忆一下白天发生的开心事或让你心怀感激的事。下面是感恩的方法：

- 连续两周，每天列出五件让你心怀感激（或感觉受到恩惠）的事。
- 每天记下三件进展顺利的事，并记录下来为什么它们会进展顺利。
- 记周记，把这周发生的所有给你积极体验并让人心怀感激的事情记录下来。

培养欣赏的态度

选择五个情景，你在各个场景中注意到一个人身上的优点并明确地告诉这个人。欣赏必须是真实的，虽然你欣赏的可能只是一些小事。这个练习能帮助你注意到一些好的事情并让你每天都有好心情。当你注意到别人身上的优点及有益之处时——这是你能控制的行为——你也获得了善良和善于观察的优点。你会觉得：

- 更加感恩；
- 更能控制自己的生活；
- 更有价值（做一些让别人高兴的好事）；
- 更讨人喜欢（你的好的评价会让别人也对你有好的反应）。

在类似下面这种卡片上记录下来你评价的对象，每晚都回忆一下是否还能记得当天你对五个人做出的评价是什么。

	周一	周二	周三	周四	周五	周六	周日
对象 1							
对象 2							
对象 3							
对象 4							
对象 5							

附录B

供心理治疗师使用的工作表格和量表

将评估问题扩展至评估职业倦怠

——由玛格丽特·韦伦贝格和劳雷尔·考博史密斯开发

不要只问这些问题	也要问这些问题
出现的问题 出现的问题是什么？	工作在你生活中带来了怎样的问题？
健康 / 精神病史 你是否接受过抑郁症、焦虑症或其他相关疾病的治疗？	工作压力对你有影响吗？怎样的影响
你还有其他方面的健康问题吗？	你的健康问题受到压力的影响吗？
夫妻关系 / 恋人关系有问题吗？	你和上司或同事的相处有问题吗？
过去或最近你是否经历过大的打击？	你在工作上是否有过被挑刺的经历？
自尊 你是否在过去或最近经历过失去亲人的痛苦、直到现在你还没有解脱出来？	最近你的工作有变化吗？你是否有失业的危险？如果是，你知道需要做什么去保住这份工作吗？
过去你是用什么样的方法来应对困难的？	你应对工作压力最有效的方法是什么？
你是否觉得你过去不易被痛苦的事情击垮？	你是否感觉到你从工作压力中恢复过来的能力有所变化？

（续表）

生活方式	
你抽烟吗？	你每天工作几个小时／每周工作几天？以上工作时间有多少是你利用个人时间得不到加班工资的？
你最近长胖了吗／变瘦了吗？	你要经常出差吗？多久一次？
你是否服用任何药物，不管是医生开出的处方药还是非处方药，来处理情绪或精力问题？	你是否远程办公？
你是否发现最近行为有所变化？	你在这个公司的工作经历怎样（工作了多长时间、职位或岗位上的变化）？
你有睡眠问题吗？	你在工作场合怎样处理冲突、错误以及传播或接收信息（反馈回路）的问题？
工作在你生活中起着什么样的作用？	你的家人抱怨你的工作吗？是否对你有影响？

职业倦怠、焦虑症和抑郁症所出现的认知、情感、行为和体征症状及其发展阶段与发展过程比较

	职业倦怠	焦虑症	抑郁症
认知	注意力集中，顽固。此后：精神疲意；可能看上去有点心不在焉。后期：注意力不集中及注意缺乏，抑郁。最后阶段：抑郁、绝望、消极。	因焦虑而对某件事情全神贯注，造成对其他事物的间歇性心不在焉。不焦虑时精力可以集中。焦虑症状增强会造成心不在焉的持续时间更长。消极和反刍。	轻微或中度抑郁：短时间的注意力集中，随后是注意力不集中，持续性的注意力发作时间更长，使得病情更严重。抑郁症发作时间更长，病情更严重。绝望、冷漠。
情绪	强迫症（"我必须"）；个人"义务"。失去持续焦虑，情绪易变。抑郁的心情与做更多工作的决心相互交替。受骗或被批评的感觉，发展为临床抑郁症。	一般的抑郁问题：担忧及严肃为免受焦虑之苦，变得古板甚至走形式；在两次焦虑发作的间隙可能出现好的积极的情感。惊恐或社会焦虑：可能出现灰心及对改变的无能为力的感觉。	轻微但持续的消极、绝望或无助感会增强助感会增强感觉到去完成某事的义务，易怒，很少感觉到愉快（但不绝望）。懒散而空虚的感觉干扰着康复的动力。

（续表）

行为	长时间过量工作，自己感觉"需要"放松。好的活动对他们而言是一种"要求"，导致孤独、长胖。越来越心烦意乱，易出事故，最终意志所有的焦虑和抑郁症状都交替出现。	为缓解焦虑感可能过度工作。冲动作用下的活动（购物、性爱、嗜酒、过量饮食等）。精神上和身体上都心烦意乱，不愿意活动。	对工作失去兴趣；工作时间减少或工作效率低下。不喜欢社交活动（20%的人出现长胖现象）。更加喜欢一个人的活动（如看电视、玩电脑等）。嗜睡。
体征	因显而易见的压力事件或需求而出现巨大的精力爆发。倦怠，包括神经递质缺少及免疫抑制。持续疲惫以及人体工程学或骨骼损伤。胃肠和心血管疾病；梦中常惊醒但还能睡着。	活动过量。紧张引起的肌肉与骨骼不适（头痛、颞下颌关节炎、高血压、肠胃发炎症状）。心悸、心跳加速、脸红、出汗、颤抖（以上都是瞬间出现但会反复发作）。对应激反应的长期过度兴奋引起肌筋疲力尽（与职业倦怠类似）。睡眠持续被惊扰并不能再次入睡。	精力减退；厌食；睡眠不足；睡得太早（20%患有失眠）。与纤维组织肌痛类似的肌肉疼痛；没有活力，疲乏术后恢复。持续的精神不振；睡眠也难以恢复精力或情绪。

阶段	压力被看作是其兴奋和有利于成长的。没有的压力被看作无异于"死亡"。当发现身体能量供不应求时（压力过大），就出现身体不适。不能很好地控制压力，从而发展为职业倦怠，引发了身体、情绪或精神上的临床症状。	轻微：症状的强度和严重程度对于内省功能、人际交往任或活动的影响很小。中度：症状开始影响到认知和情绪行为。随着身体、精神及情绪方面的问题加剧，开始寻求药物治疗以减轻痛苦。出现非足向肌动活动的增加。严重：睡眠受损，解决问题的能力丧失。无助或发狂完成任务的能力的情绪增加。日常生活需要人照顾。	轻度：症状的强度和严重程度对日常省任或活动的影响很小。情绪低落，精神不振，变得悲观。中度：认知变得扭曲且且消极。能会自己服用药物舒缓病情。疲重的情况增加，睡眠受损。严重：植物性表现更加严重。社交和情绪上变得更加孤独。可能出现自杀倾向。
发展过程	不稳定的焦虑或消极情绪逐渐演变为倦怠，接着精力逐步衰退，焦虑现象变得很糟糕，焦虑恶化加重，人际关系恶化。最后，孤立、抑郁和焦虑达到顶峰。	焦虑时好时坏，可能持续好几年，随后病人会最终意识到焦虑、恐慌或社交恐惧付出的代价。通常会因为一件独特的事情而使病人去寻求治疗。	轻度的抑郁或精神抑郁是可以忍受的，但却不会时好时坏（不像随着时好和焦虑）。随着职业倦怠和焦虑加重，对事物缺乏兴趣促使其他人为病人寻求治疗。

施洛姆-梅拉米德职业倦怠量表（SMBM）*

下面是一系列对工作中可能产生的不同感觉的描述。每个描述前的英文字母代表着其所属三个分量表中的一个：即身体疲劳（P）、认知疲劳（C）和情感耗尽（E）。请根据你过去30个工作日的情况，选择你产生下列感觉的频率。

你在工作中产生下列感觉的频率

	从不或不会	不经常	不太经常	有时	经常	非常多	总是
P1.我觉得累。	1	2	3	4	5	6	7
P 2. 我早上觉得没有力气去上班。	1	2	3	4	5	6	7
P 3. 我觉得我的体力已经耗光了。	1	2	3	4	5	6	7
P 4. 我感觉很厌倦。	1	2	3	4	5	6	7
P 5. 我觉得好像我的"电池"用光了。	1	2	3	4	5	6	7

（续表）

P 6. 我感觉心力交瘁。	1	2	3	4	5	6	7
C 7. 我的思维过程很慢。	1	2	3	4	5	6	7
C 8. 我不能集中精力。	1	2	3	4	5	6	7
C 9. 我觉得我不能清晰地思考。	1	2	3	4	5	6	7
C10. 我觉得我不能在思考时集中注意力。	1	2	3	4	5	6	7
C11. 我在思考复杂的事情时有困难。	1	2	3	4	5	6	7
E12. 我觉得我不能敏感地了解同事和客户的需求。	1	2	3	4	5	6	7

（续表）

E13. 我觉得我不能对同事和客户投入感情。	1	2	3	4	5	6	7
E14. 我觉得我对同事和客户没有同情心。	1	2	3	4	5	6	7

＊本量表的使用经阿里·施洛姆博士的许可。

施洛姆-梅拉米德工作活力量表（SMVM）

下面是一系列对工作中可能产生的不同感觉的描述。每个描述前的英文字母代表着其所属三个分量表中的一个：身体疲劳（P）、认知疲劳（C）和情感耗尽（E）。请根据你过去 30 个工作日的情况，选择你产生下列感觉的频率。

你在工作中产生下列感觉的频率

	从不或不会	不经常	不太经常	有时	经常	非常多	总是
P 1. 我觉得我劲头十足。	1	2	3	4	5	6	7
P 2. 我觉得我有体力。	1	2	3	4	5	6	7
P 3. 我觉得精力旺盛。	1	2	3	4	5	6	7
P 4. 我觉得精力充沛。	1	2	3	4	5	6	7
P 5. 我有种充满活力的感觉。	1	2	3	4	5	6	7
C 6. 我觉得我思维迅速。	1	2	3	4	5	6	7
C 7. 我觉得我能贡献新的想法。	1	2	3	4	5	6	7
C 8. 我觉得我有创意。	1	2	3	4	5	6	7
E 9. 我觉得我能给人以温暖。	1	2	3	4	5	6	7
E10. 我觉得我能对同事和客户的需求敏感。	1	2	3	4	5	6	7
E11. 我觉得我能够对同事和客户投入感情。	1	2	3	4	5	6	7
E12. 我觉得我能够对同事和客户有同情心。	1	2	3	4	5	6	7

＊本量表的使用经阿里·施洛姆博士的许可。

释放压力的进阶式肌肉放松可视化方法

以下的放松可视化方法需要 10—15 分钟的时间。

1. 让病人保持一个放松的姿势（如直立或平躺）。

2. 如果病人感觉舒服，让他／她闭上双眼，然后让病人的注意力跟随着你，在你说到某个身体部位时，注意去感觉这个地方。

3. 从头或脚开始，每次提到一个身体部位，告诉病人去拉紧、保持，然后放松。你的语言应该像这样的："绷紧你的脚趾头，用力翻卷过来，卷紧，卷紧。现在放松。感觉一股暖流流向脚趾。感觉这些肌肉充满了能量和暖意。伴随着每一次呼吸，暖流都流向你的……（胳膊、腿等）。"拉紧、保持、放松的动作每个部位都要重复三次。

4. 身体部位的顺序是：头皮、前额、脸、脖子（头不要转圈；而是要向前弯，向后仰，向左向右，让头的重量拉长脖子）、肩膀、上臂、前臂和手腕、手指、胸、后背、臀部、大腿、胫骨、小腿、脚踝和脚。

5. 如果是从上到下进行，每次都要感觉能量从已经放松的部位向下流动，最后要感觉到脚后跟通过地板与地面相连。

6. 如果是从下到上进行，能量要随着每次呼吸进入体内，然后引导能量伴随着每次呼吸流过身体。

这个经典的可视化方法源自瑜伽：

1. 想象你的头顶有一片灯光／能量。

2. 灯光的颜色是你最喜欢与XX（平和、平静、康复、能量等）联系在一起的颜色。

3. 当你吸气时，你是通过呼吸或通过顶轮将空气吸入身体的。

4. 当你呼气时，感觉能量顺着身体流动。随着每次呼吸，空气从头顶穿过身体的每个部位，感觉身体的温度和充满活力的能量放松了身体的每个部位，每次呼吸都重复一次这个过程。

5. 可以通过脊椎直通接入地面。

6. 可以通过脚后跟相连。

7. 当你的身体充满能量，能量从每个毛孔渗透出来，在身体的周围形成一个能量的包围圈。

8. 找一个词来形容你这种完全放松的感觉，你可以用"平静"这样的词，也可以是一个没有意义的象声词如"噢"或"呒"。

9. 当一天中随着时间消逝能量包围圈逐渐消退，还可以通过深呼吸得到更新，想象头顶的灯光并说出或想象听到那个你选择的词。

10. 这种能量会阻碍每天消极情绪的产生。